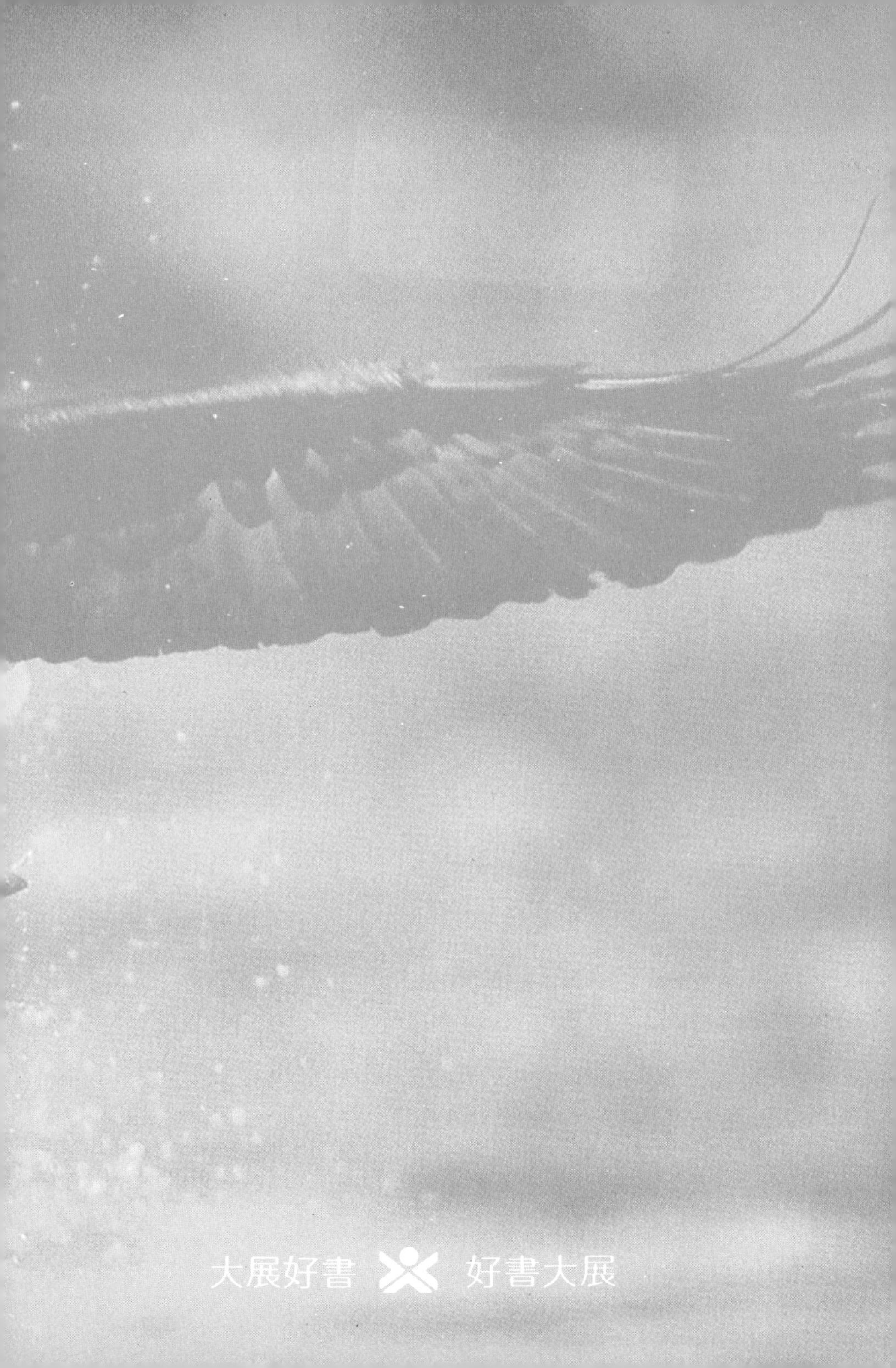
大展好書 好書大展

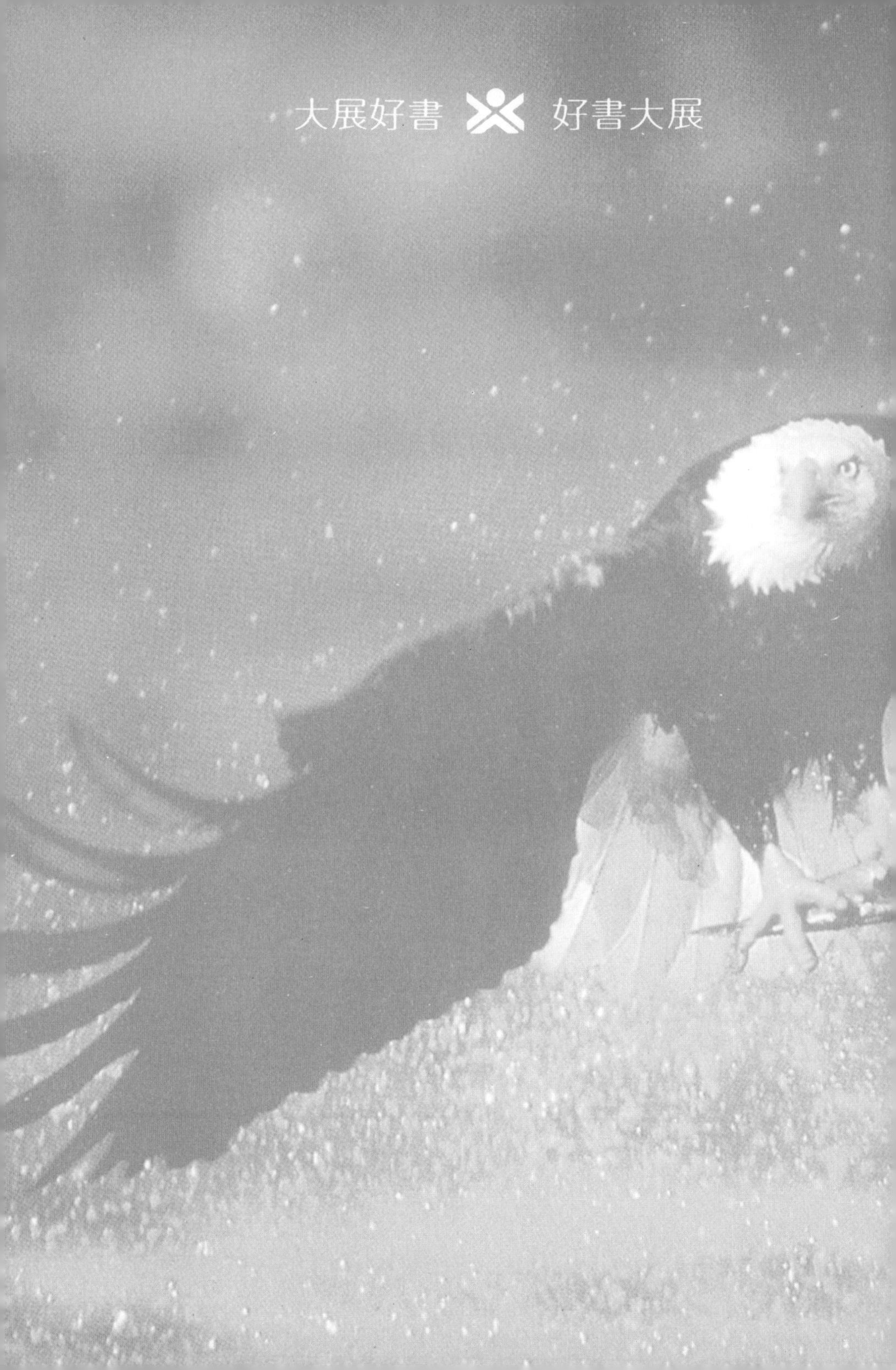
大展好書 好書大展

家庭醫學保健
44

實用
花草健康法

友田純子/著
陳蒼杰/譯

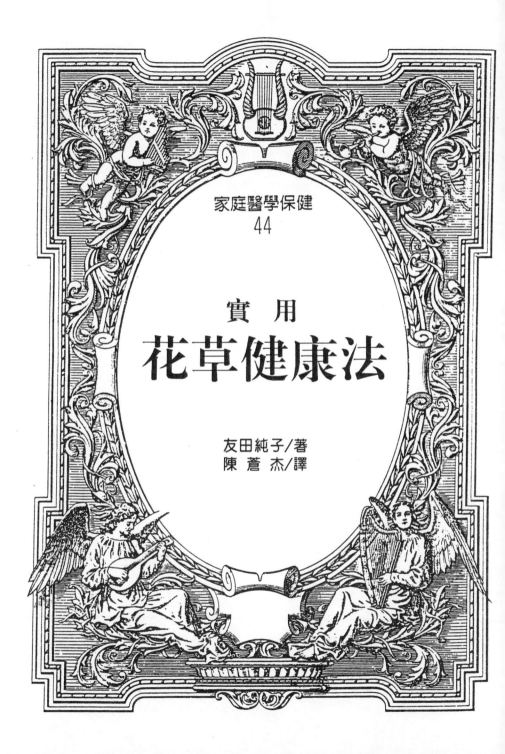

目錄

第1章　食用

美味且有益身心健康之花草

第2章　飲料

增加身心活力的花草茶

第3章 芳香療法
將芳香療法作爲生活之點綴

第4章 健康美
使用花草青春永駐

第5章 花草療法

花草療法及鬆弛法

第一章
美味且有益身心健康之花草

食用　有益健康之花草食譜及營養

◎花草烹飪

所謂的（Culinary Herb）就是意味著烹調用之花草的意思。

從古至今，花草在人類飲食生活中一直佔著不可或缺的角色，而為人們所珍視並保存到現在，可以說是食物的最佳良伴。

美味菜肴是每一個人都追求的，因此美好的口味也就一個傳給一個，就這樣，有很多自古流傳下來的花草。

不管怎樣，讓我們輕鬆又大膽地來做些不加拘束，有時又帶有些野味的花草烹調吧！

●花草之烹調法

如果是新鮮花草，可以揉成丸狀、或是用手撕碎、用刀切碎、搗碎、放進果菜機裡絞碎、磨碎、製成泥狀、用線綁成一束，或是冷凍。倘若是乾燥花草的話，就直接

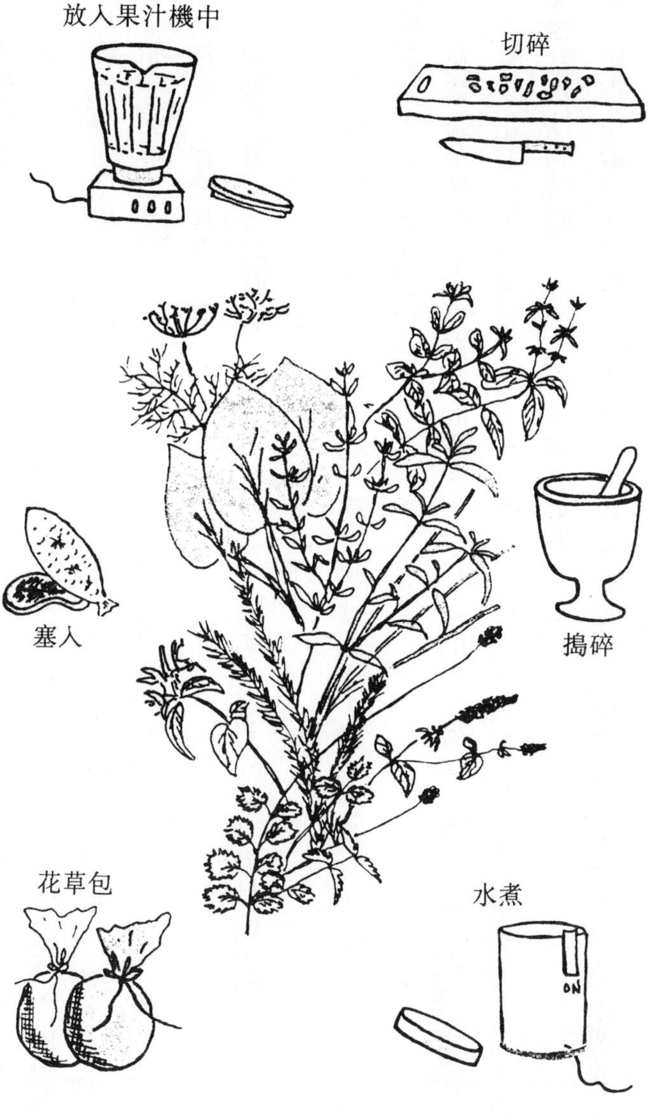

圖1　花草之烹飪法

用手撕碎、或柔碎、磨碎、或用紗布包起來等，有各種的料理方法。（圖1）

至於和素材一起的烹調法，如果是和整塊魚或肉一起料理的話，就將花草切碎塞入其中，甚至把花草鋪在肉塊上下煎烤。如果是做高湯或燉湯的情況下，則將花草切碎放進花草包中燉煮，也可在中途出味之後將線拉出，取出花草包。

如果要增加花草油、花草醋、或花草酒的香味的時候，在其中加入少許切碎或搗碎之花草，會使其香味容易散發出來。

煮馬鈴薯或蛋的時候，加入一枝花草，則能品嚐到細緻又微妙的風味。

用花草油來炒或炸食物，能使風味更好。

將剛摘下的新鮮花草輕輕沖洗，濾去水分放置，切碎之後就不要放置太久，才能保持新鮮，以及美麗的色澤。

花草蔬菜活用了原來形狀的趣味，以巧妙的手法優美的裝盛在沙拉缽或盤中。藥草花方面，如果是小型花，就維持其原狀。大型花的話，就去掉花蕚，分散開來做點綴性的裝飾，完成後令人有羅曼蒂克之感。

製作冷飲時，在製冰盒中放入小片葉或是花，使之結凍，然後將此冰塊放入玻璃杯或雞尾酒缽中使用，將會更增加清涼感。（圖2）

可以在烤餅乾或麵包時，在材料中加入細碎的花草混和，或是也有在蛋糕中，加入原形葉片一起燒烤的技巧。花草茶則是在壺中加入花草，只需要注入熱開水就可以品嚐的方法。

◎花草菜肴之效用與效果

首先，要令人賞心悅目，再來引發出菜肴材料的味道，和材料融合一起，加些點綴，以達到色香味俱全，並滿足視覺及嗅覺，如此一來會增加食慾、心情愉快，進而增添不少清爽感。

由於花草的特殊味道及香味，作爲調味料使用，可以控制糖分和鹽分，因此對病人的飲食料理也能有相當的貢獻。

藥草不只有香味而已，同時也具有療效，因此，從久遠以來就被認爲是天之所賜的醫食同源之花草，在對食物及醫藥兩方面的貢獻有長久的歷史。

在製冰盒裡放入
小片花草葉或花，
使之結凍。
漂浮於
玻璃杯中
浮於
雞尾酒缽中

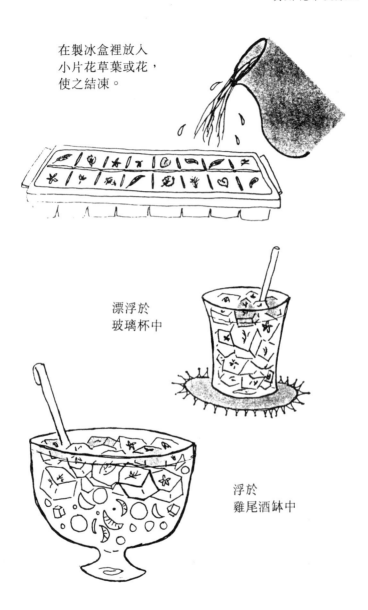

圖2　冷飲

食用　症狀／瘦身美容之花草料理

健康和美容的關係，不用特別聲明大家也都能瞭解，但是做出美味的菜肴，活用新鮮又品質良好的材料，仍是第一首要的事項。

就日本人來說，首先要有美味的米，適當的烹煮，鹹淡適當的味噌湯、味道清爽的水煮菜，新鮮的魚、醃菜、散發海味香的海苔及海帶芽的酸漬物等，都具備的話，就沒有什麼好嘮叨的。但是，最近由於飲食習慣的變化，只吃麵包的人越來越增加，菜肴也都喜愛西洋風味的，不管是西洋風味的也好，日本風味的也好，只要能均衡地攝取營養的話，就是良好的飲食。

其中，最爲活躍的是花草與香料。自有史以來人們就本能地自由自在的使用花草，把它當作草藥來治療疾病，或是作香料加在菜肴中，對家事方面有很大的貢獻。

◎多種花草之烹調效用

花草有促進消化、防腐、抗菌、強壯、鎭靜、淨化血液、健胃整腸、消炎、增進食慾、殺菌、防止酸化作用等，依花草種類之不同，而有不同之功效，經常有一種花草有多種療效的情況，考慮其混和效果，添加在菜肴中，或是做混和花草茶，選用自己喜愛的花草來使用。

所謂的飲食，是愉快的飲食、乾淨又美好的飲食，有時大多數的飲食是充滿理想化的。由於是每天都要做的事，所以會認爲再怎麼樣變化也是千篇一律，然而對這樣的味道有所幫助的，便是有滋養效果的花草了。

◎剛感冒的時候

給予身體溫暖、增加體力及對喉嚨痛有助益的湯、茄汁燴肉飯及發揮香料效用的提歐雷是最爲推薦的。

●速食茄汁燴肉飯

具有速食茄汁燴肉飯的西洋風味名稱之什錦粥的作法是：一杯飯放入篩子中沖洗、濾乾、將一撮番紅花浸泡在五杯水中、一瓣大蒜、切碎的洋蔥一個、熟透的番茄兩個、隨意亂切的馬鈴薯一個。在鍋裡放入飯、濾過的水、蔬菜類、高湯精兩個、百里香、鼠尾草、西洋芹各一枝，煮湯，直到爛了爲止。

熄火，依自己之喜好加入蛋，切碎的細蔥花、鹽、胡椒等，加以調味。

●提歐雷

採用低溫殺菌之牛奶，如果想控制脂肪的時候，則用低脂牛奶或脫脂奶粉。在鍋裡加入兩杯牛奶、白荳蔻兩粒、丁香兩枝、肉桂一公分、切薄片的薑片兩枚，在沸騰之前將火熄滅。在茶壺中煮好的茶，和鍋裡的牛奶同時倒入杯中。完成之後，放入一些磨碎的肉荳蔻、或是切碎的開心果，使其浮在上面。喜愛甜味的人可以加入甜菜糖、蜂蜜等。請務必要嘗試看看！（圖3）

●花草湯

由於鼻竇炎或是鼻炎所造成的鼻塞或喉嚨腫，眞是苦不堪言。在這個時候，若能喝一碗熱熱的湯，應該是最高享受了。不需要出外購物，只要使用家中常備的蔬菜，來做一碗熱湯吧！加入了比司特醬的蔬菜濃湯的材料是：隨意切的高麗菜半個，洋蔥一個、紅蘿蔔一個、馬鈴薯兩個、西洋芹一枝，切成薄片。在鍋裡放入無鹽番茄醬一公升、及全部的蔬菜，煮到軟爲止。整顆番茄的番茄罐一罐、大蒜兩片、西洋芹子一小匙、百里香三枝、黑胡椒少許磨碎，放入一起煮，用小火煮大約五分鐘。再加上儲藏好的比司特醬一大匙（可依自己之喜好來作增減），加以攪拌。

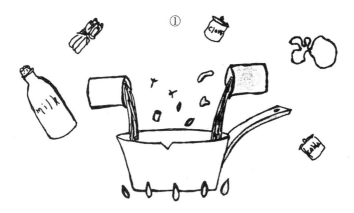

①

在鍋裡加入兩杯牛奶、白荳蔻兩粒、丁香兩枝、薑片兩枚，在沸騰之前將火熄滅。

②

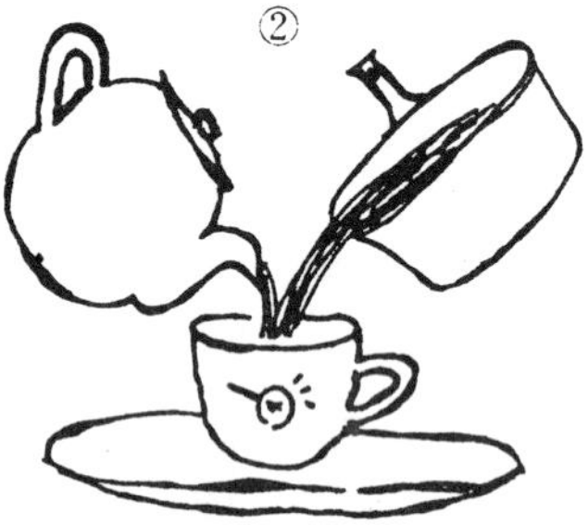

茶和牛奶同時倒入杯中。

③

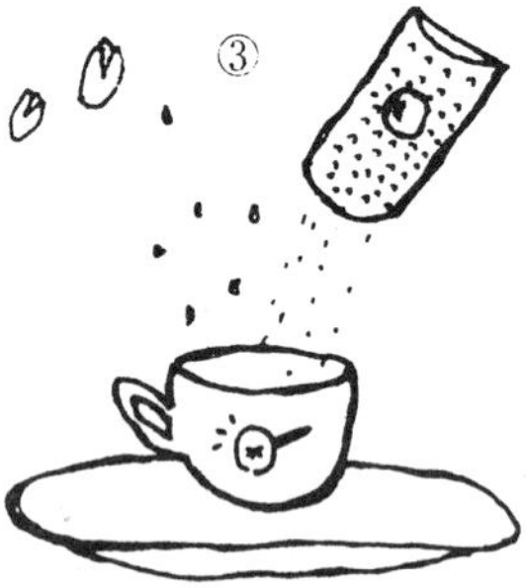

放入肉荳蔻、或是切碎的開心果，使其浮在上面。

④

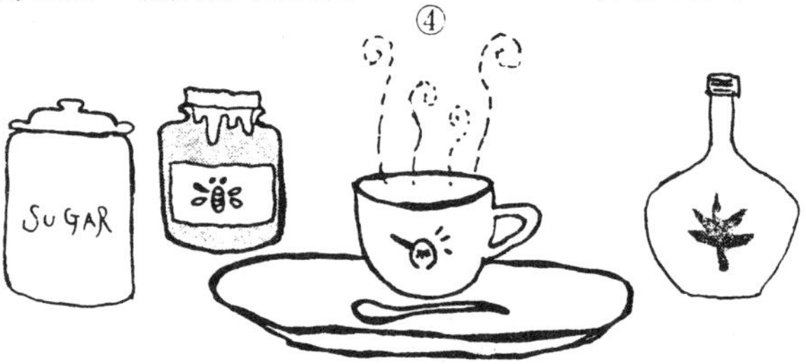

圖3　提歐雷的作法、喝法

●比司特醬

比司特醬的作法是：新鮮的九層塔葉片兩杯、大蒜三瓣、松子兩大匙、橄欖油半杯、巴馬乳酪半杯、加上少許的鹽，放入食物調理機中攪拌成泥狀。

也可以用核桃、花生、開心果等來代替松子，但是不能用其他植物油來取代橄欖油。原因是，比司特醬是義大利熱那亞的傳統地方醬汁，九層塔和橄欖油的混和搭配，正是它不可替代的地方特色。濃度可依自己的喜好來調整增減，不加入大蒜也可以。

因爲可以長久保存，所以，反正是花費同樣的時間，我通常一次都作很多保存起來。

如果沒有食物調理機的話，可以使用磨缽，首先將九層塔磨碎，再依次加入大蒜、堅果、橄欖油、乳酪等。要注意會在磨棒上滲入相當強的味道，因此最好準備專用的磨棒才是聰明的作法。用完之後，用竹製刷子清洗磨缽，漂白、放置，以備下次使用。

花草茶中混和了九層塔、香馬鞭草、和藍錦葵，能緩和鼻子和喉嚨的疼痛及充血，也可加上少許的現壓新鮮檸檬汁。

◎胃腸不舒服的時候

●花草茶

胃腸不好的時候不要只是喝胃腸藥，嘗試喝喝花草茶。薄荷被稱爲是最好的胃之友，但是胃腸和神經有密切的關係，因此，有鎮靜神經之效的黃金菊及薰衣草花草也相當有幫助。同時，腸內的脹氣是造成不舒服的原因之一，所以，有驅風作用的小茴香、香菜、茴香等香料，也非常有功效。其他如迷迭香和玫瑰茄（山茄）的混和、香車葉草、牛膝草、艾菊等，對於腸胃的調整也有助益。

●拉塔調

在義大利料理中，有一道叫拉塔調的蔬菜烹飪，不論是剛做好的或是放著冷掉了的，都非常入味而且好吃，對胃十分有益的一道珍貴佳餚。由於不會滯留在胃中，因此，做爲宵夜非常合適，也可做爲義大利醬或是小菜。

茄子一個、青辣椒及紅、黃、甜椒各一、長瓜（細長的夏季南瓜）一個、洋蔥一個、西洋芹一個切一大塊一大塊。在平底鍋內放入兩大匙的橄欖油加熱，再加入兩瓣敲碎的大蒜。

炒出香味之後就可以取出，蔬菜加入鹽、胡椒，炒熱之後蓋上蓋子，用小火悶十分鐘。打開蓋子，轉爲強火，倒入一杯白酒使其酒精蒸發。將整顆番茄的種子去除掉，一邊切碎一邊加入，加入兩大匙切碎的香牛至，充分地煮到入味。另外輕炒一大匙的松子，必要時可以加入。

製成涼拌時，要等到和室溫相同時，才可以放入冷藏庫裡面保存。裝盛在盤中時，從上方淋上橄欖油，更是美味。

◎因貧血無精打采時

●普洛凡斯風味的雞肉鍋飯

普洛凡斯風味的雞肉鍋飯風味如何呢?是用一個鍋子就可以完成的美味佳餚。在隔天充分入味之後是非常美味的，因此，總是做了很多放置著。

嫩雞雞腿四隻撒上鹽、胡椒，在大鍋裡放入兩大匙的奶油，煎到金黃色爲止。馬鈴薯八個、洋蔥四個、紅蘿蔔四根隨意切碎，迷迭香一枝、百里香兩枝、牛至三枝、月桂樹葉一枚，一起放入鍋內輕炒，並加入鹽、胡椒。蓋上鍋蓋以小火悶煮，直到蔬菜變軟了之後，用強火加入一杯白酒，再用小火悶煮十分鐘左右。

使用甜菜作成白沙拉、熱湯、果汁等亦可預防貧血。

◎給因便秘而困擾的女性們

我認爲在社會上因此而困擾的人很多，但是，請再試一次我所推薦的，當然適當的運動和正確的飲食習慣是最基本的。

●食用大黃果醬及調味汁

以食用大黃作成的果醬或調味汁，淋在優格、薄煎餅或麵包上試試看！將五百公克的食用大黃隨意切碎，放入珐瑯鍋中，加上四分之一個的檸檬汁、去皮壓碎的薑一公分、及一百cc的水，用小火煮到軟爲止。然後，取出薑，再加入二百五十公克砂糖，煮到成爲泥狀爲止。

位於日本輕井澤的中山農場和砂川市的羅雷路公司，都有販賣食用大黃果醬。這麼說來，中輕井澤的蔬果店，從很久以前就常看到食用大黃果醬了。食用大黃和欵冬相似，富有纖維質、酸味強，但西歐人很喜愛，常用來做奶油水果餡餅及果醬。令我回憶起數年前，在瑞士旅館的食堂中，也看到了用手做的樸素食用大黃奶油水果餡餅，眞的是非常好吃。

還有其他的茴香、玫瑰、李子、香芹等，都是對便秘很有療效的花草。總而言之，當我採用花草成爲我的飲食習慣之後，便秘便不再困擾我了。

◎如何消除疲勞

要消除疲勞除了充分休息之外，再加上多量有強壯體力療效的花草等的肉類料理、或是加入大量各種蔬菜和花草作成的沙拉，會非常有效果。我平常喜歡吃雞翅膀，有時也作些手工的豬肉香腸。所謂的豬肉香腸是指將肉塞入豬腸之中，但是在這裡是用石臘紙包起來的，我自己非常喜歡這種作法。（理由很簡單，因爲我不太會處理大腸）

●香腸

這是從以前母親上烹飪課學來的菜肴所做的變化。洋蔥一個、大蒜一瓣隨意切碎。在平底鍋上加入一大匙奶油，加熱融化並放入洋蔥和大蒜，炒了之後加以冷卻，放置備用。另於缽中放入豬絞肉五百公克、浸在牛奶中的白吐司一片、蛋一顆、切得很細碎的迷迭香一小匙、牛至兩大匙、鹽一小匙、胡椒三分之一小匙、以及洋蔥等。然後朝同一方向混和攪拌，直到有黏性爲止。

全開石蠟紙一張切成十六等分，在每一等分上放置弄成細長狀的材料，並放上月桂葉，捲起來，兩端用風箏線綁住。用強火蒸十分鐘，就這樣包著放置在盤上，到把紙撥開為止都不會乾掉，能享受到最佳美味。我總是做很多放置著隨時可以享用。

●**沙拉**

我命名之為多樣沙拉，其中準備了鼠李萵苣、菊苣、綠葉萵苣、栗色萵苣、萊菔葉、紅洋蔥、九層塔、百里香、鼠尾草、牛至、洋菇、四季豆、小番茄等，放入缽中食用。

再於另一缽中放入敲碎的大蒜一瓣、鹽二分之一小匙、現磨的胡椒四分之一小匙、檸檬汁兩大匙，充分地攪拌，再將六大匙橄欖油一邊攪拌一邊少量地加入。將這剛完成的調味汁淋在沙拉上，使全部均勻地混和。

身體疲倦的時候，自然地胃就想要吃這麼大盤的沙拉。

◎活力茶

活力茶是將訶子、迷迭香、百里香、黃金菊、薄荷、鼠尾草等混合起來喝的茶，能增加活力。

薄荷是胃之友，而蒲公英是肝之友。喝咖啡覺得口味有所不足的人，可以試試看新鮮口味又充滿香味的蒲公英咖啡，蠻不錯的。不由得想到了代用咖啡，就算是其他的飲料，也可以混合上對肝臟有益的菊苣，請嘗試看看！

南美產的馬黛茶，是將細葉冬青科的常綠樹的葉子加以乾燥，放入葫蘆做的容器內，加入熱開水，以金屬製的吸管來飲用，爲富有民族特性的健康飲料。喝後有涼爽感，沒有腥味的茶。能刺激心臟、神經、肌肉，增加身體活力。

食用 有助健康美容的三十種花草菜肴

◎香牛至（oregano）

●烹飪

香牛至和番茄的味道十分搭配，因此，在番茄醬、調味醬、披薩、果汁等使用到番茄的料理中，非常受歡迎。生葉使用在沙拉或三明治上風味絕佳。乾燥葉的末是辣椒粉的主材料，用法和牛至（marjoram）相同，到烹調的最後才使用。

●健康及美容的效用

自古以來就和牛至同時為利用於藥用和烹調用的花草。有健胃、鎮咳、腹痛、消化和鎮靜的功效。外用可作爲藥草浴使用，對神經系統的頭痛和興奮有鎮靜作用。紫色的花可以作成漂亮的乾燥花，也可作爲花環。

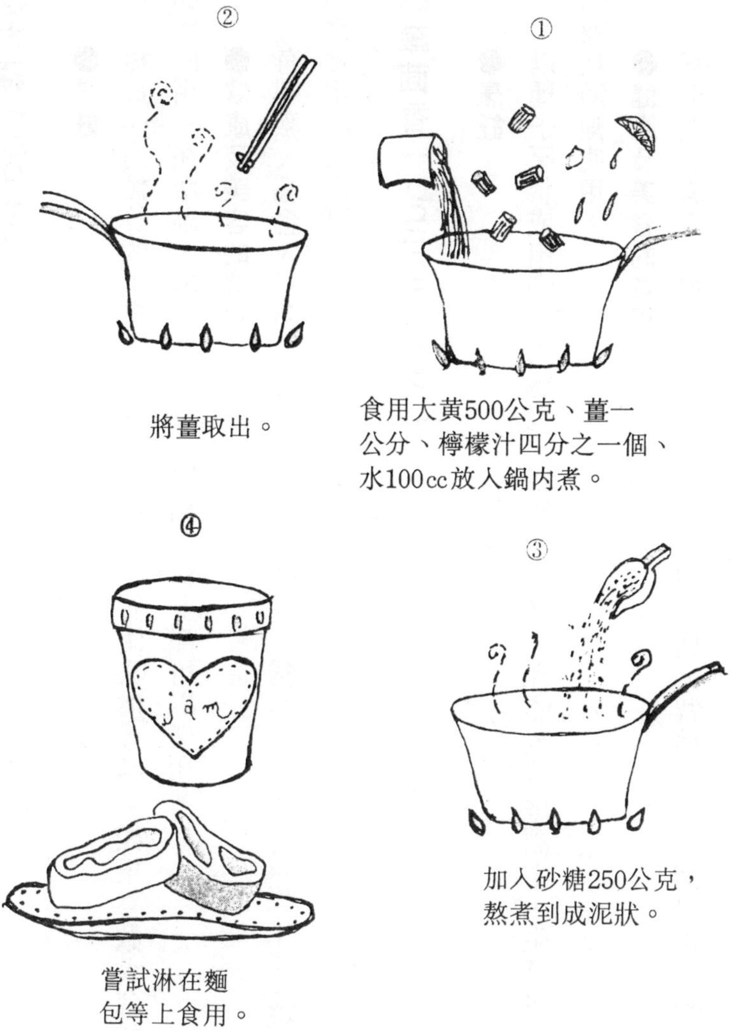
①
食用大黃500公克、薑一公分、檸檬汁四分之一個、水100cc放入鍋內煮。
②
將薑取出。
③
加入砂糖250公克，熬煮到成泥狀。
④
jam
嘗試淋在麵包等上食用。

圖4　食用大黃果醬

◎大蒜（garlic）

●烹飪

魚貝、肉類等的生臭味有很大的幫助，而使味道香醇。如果喜歡大蒜的話，可以加熱使用。在燉湯、調味醬、油、混和香料上都可以使用。

●健康及美容的效用

有刺激、驅蟲、殺菌、防腐、消毒、健胃、緩瀉、利尿、鎮咳、強壯等之效用。經常食用能降血壓、預防感冒及支氣管炎。

◎藏茴香（quillaiaway）

●烹飪

以種子原狀或粗磨加入麵包、餅乾、蛋糕、乳酪或雞尾酒中，生葉可切碎加入沙拉或熱湯裡使用。

●健康及美容的效用

有驅風、清涼口腔、抗菌劑之效，咀嚼生葉可做為大蒜之消臭劑。種子含有豐富的蛋白質，和油膩食物一起食用，有促進消化的效果。以茴香利口酒之香料而聞名。

◎胡荽（coriander）

●烹飪

在中國及近中東地區，生葉的使用方法像香芹一樣，在菜肴完成之後使用。種子在咖哩粉、泡菜、混合香料、糕餅等使用。

●健康及美容的效用

可健胃、驅風、祛痰、作消化劑等使用，也作爲花香壺之副材料、混合中也少量使用。

◎訶子

●烹飪

在歐洲一般常使用爲和豆類搭配。也常作爲肉類之消臭劑、內塞香料、或是貼在肉上面燒烤。在德國被稱做胡椒藥草（Pepperherb），作爲四季豆、豌豆、蠶豆等料理味道的重點。

●健康及美容的效用

驅風、興奮、強壯、增進食慾、消化劑等作用。

◎番紅花（Saffraan）

●烹飪

水溶性，和米類等十分搭配，常使用於雜燴飯、熱湯、高湯、蛋糕、有餡油炸餅等。

●健康及美容的效用

鎮痛、鎮痙攣、發汗、健胃、通經、強壯、鎮咳劑等功效。

◎薑（Ginger）

●烹飪

新鮮或乾燥的都可以加味或生吃，作果汁、糕餅，烹飪魚、肉類、高湯都可以使用。有防止氧化的作用，在食物保存方面非常便利。

●健康及美容的效用

健胃、消化、解毒、發汗劑等用途。

◎鼠尾草（Sage）

●烹飪

消除肉類等臭味之效用十分強。有很強的樟腦香，作爲烹調前的準備用途，沾在肉上、或撒散之後燉煮或燒烤。

●健康及美容的效用

有防腐、抗菌、抗炎、驅風等之效用，對神經不安定、多汗症等有特別的功效。可作爲花草茶、及藥草浴，以生葉來磨牙齒，能促進牙齒及牙齦的健康。

◎百里香（Thyme又稱麝香草）

●烹飪

爲花草包不可或缺的材料。和魚肉、蔬菜、乳製品、醋油等的搭配都很對味。乾燥了之後香味特別強，在使用量上要小心。

是在烹調上使用頻度很高的花草。

●健康及美容的效用

主成分的百里酚殺菌力很強，可使用於消毒劑及止咳糖漿（爲酒石酸的十四倍強）。可作鎭靜、強壯、抗菌劑之用。因感冒喉嚨疼痛、或口腔炎等不舒服時，飲用花草茶、或用來漱口或漱喉嚨，非常有效果。也可作爲防止體臭的藥草浴。

◎茵陳高

●烹飪

使用新鮮的嫩葉或是乾葉。由於太過乾燥會損害風味，所以剛收成的嫩葉用醋來醃漬保存比較適當。茵陳高醋浸於其中的葉片也可切碎使用。是做調味醬和沙拉醬，特別是培爾尼茲調味醬不可或缺的主材料。對消除蝸牛、雞肉、雞蛋等的臭味很有幫助。乾燥後的葉片也是市面上販賣之芳香花草的材料。

●健康及美容的效用

對增進食慾、健胃、消化不良、腹脹、胸口灼熱等很有幫助。根部曾經被使用作治療牙齒疼痛的療劑。精油也被使用作化妝品香料及食品香料。

◎蒲公英、菊苣

●烹飪

菊苣以軟白栽培法培育的新芽稱之爲chicon，常擺在高級蔬菜的售架上，但是，葉子和蒲公英十分相似。

兩者的共同點是，他的根部與其說是咖啡的代用品，不如說是不含咖啡因的無因咖啡，花、葉、和根全部都可以使用。也可做爲咖啡的添加物。

●健康及美容的效用

乾燥後的蒲公英花、葉、根，有利尿、促進膽汁排出、利膽、緩瀉、強壯、健胃劑之效，並含有豐富的維他命A、B、C。菊苣的生葉、和根部有利尿、緩瀉、消化、強壯、驅蟲劑之效，也含有豐富的維他命B和C。

◎細蔥（Chive）

●烹飪

調味醬、沙拉、煎蛋捲、醋漬魚、熱湯、奶油、飯前湯等，都可以使用。嫩花也可作爲食用花，使用於熱湯及沙拉中。

●健康及美容的效用

由於含有硫磺，所以可以做爲防腐劑。又含有豐富的鐵質，因此也可預防貧血。有助消化、能給予工作中之腎臟充分而乾淨的血液。

水分很多，不容易乾燥保存，因此，切碎、冷凍保存。

◎細葉香芹

●烹飪

細葉香芹是法國料理常用之材料，調味醬、及裝飾上少不了它。香芹是花草包的主材料，做沙拉、油炸、及裝飾時使用。

●健康及美容的效用

細葉香芹有淨化、利尿、健胃劑之效，但是，因爲加熱容易破壞成分，所以不要加以煮或炒。香芹有增進食慾、利尿、興奮、發汗、解熱、淨化劑之效，根部能增進食慾。

外用可作爲鎮痛、消炎劑之用，以藥草浴、藥布的方式使用。也可做防止掉髮之護髮劑使用。

將葉片細切，以藥布的方式貼在乳房，可防止母乳分泌停滯，對蟲咬傷也很有效。

◎九層塔

●烹飪

和番茄搭配十分對味，也可以使用做調味醬、沙拉、高湯等。九層塔的比司特醬非常的有名。乾燥葉可使用於披薩、香腸、花草粉中。

●健康及美容的效用

可做鎭咳、健胃、驅風劑之用。有穩定的鎭靜作用，對神經性頭痛和精神不定症等很有幫助。也有人從鼻子吸入乾燥葉的粉末，來消除鼻塞。曾經被吊在窗旁，以作爲驅除蒼蠅之用，有時也用來驅除跳蚤。

在江戶時代有一種除去眼睛沙塵的漢方，是使用浸在水裡而成爲果凍狀的種子的方法，從那時候開始，九層塔的日本名就稱爲目帚木。

◎牛膝草（Hyssop）

●烹飪

將生葉切碎可使用於調味醬、沙拉、高湯、香腸等。在開花前摘下，浸漬在烈酒或葡萄酒中，可享用其美妙的風味。

●健康及美容的效用

乾燥之帶有花的小枝及生葉有強壯、健胃、祛痰、驅風、利尿、收斂劑之效。也可用於支氣管炎及感冒咳嗽、或是漱喉嚨藥水之用。

切傷或跌打傷時，可將生葉揉碎做外用藥使用。

做花草茶、或藥草浴使用，也可作爲花香壺、芳香包、及花草燴肉飯之材料使用，完成後有典雅之感。

◎佛手柑（Bergamot）

●烹飪

生葉和花可做沙拉或茶使用，切碎放入乳酪中、或是浮在酒面上、做裝飾用也可

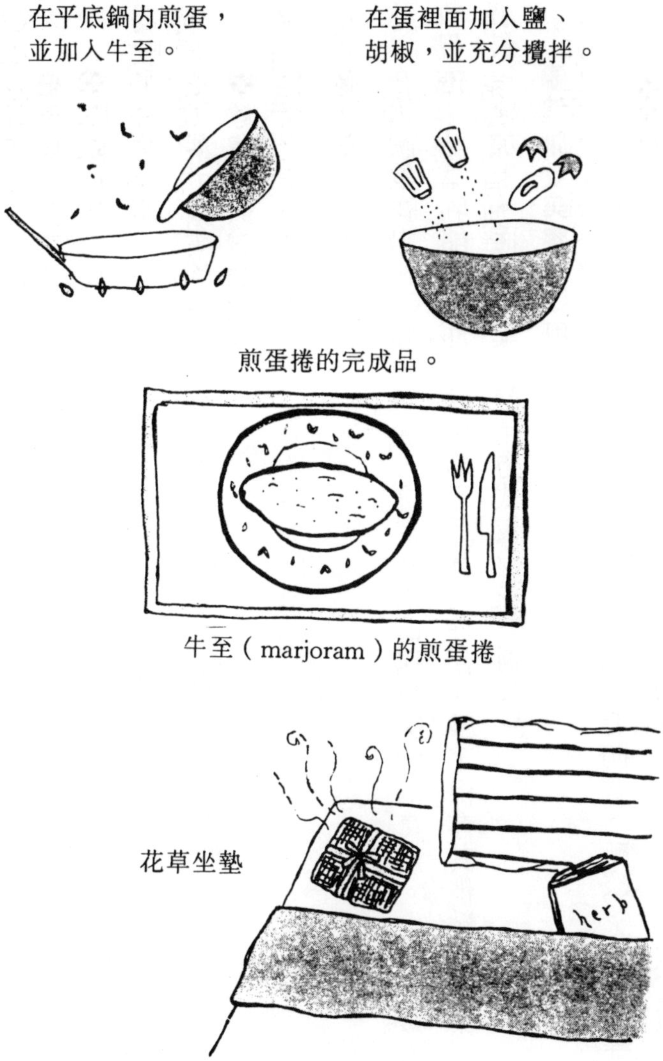
在平底鍋內煎蛋，
並加入牛至。
在蛋裡面加入鹽、
胡椒，並充分攪拌。
煎蛋捲的完成品。
牛至（marjoram）的煎蛋捲
花草坐墊
herb

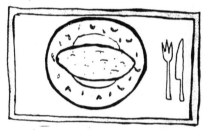

圖5　坐墊、煎蛋捲

添增不少華麗之感。和牛肉很能搭配，葉子可夾在牛肉三明治中。

●健康及美容的效用

葉片有健胃、鎮咳、驅風、祛痰、興奮劑之用。以吸入的方式可以緩和支氣管炎及喉頭炎。

花和葉可做藥草浴使用，乾燥了之後可作爲花香壺之香油材料。

◎牛至

●烹飪

在德國是香腸和漢堡中必放入之消除肉的腐臭味的消臭劑。生葉可多用途使用，煎蛋捲、花草乳酪、奶油、法國料理等都可使用。爲了保存其精緻的美味，通常在烹調最後才加上。而乾燥葉的使用方式較少。（圖5）

●健康及美容的效用

從古埃及時代以來就被利用爲藥用及烹調用。有防腐、祛痰、降壓劑等效用。

外用可作爲藥草浴之用，對神經痛、肌肉痛等，及放鬆神經等很有幫助。因爲香味很好，所以可以塞在花草枕中，放置於枕頭底下，有助睡眠。也使用做古龍水之香料，及肥皂香料。

◎大金盞花

●烹飪

可將花朵撒在沙拉上並攪拌、放入雜燴肉飯之中、雜在麵包之材料中燒烤、放入果汁及濃湯中、也可作爲番紅花的代用品。

●健康及美容的效用

花有利膽、緩瀉、鎮靜、鎮痙攣、利尿、淨化、發汗劑等之用，在外用方面有很強的癒和力、對外傷，跌打傷、凍瘡、濕疹等很有效用，同時也很適合女性體質，對生理不順等也很有效。

◎琉璃苣

●烹飪

花以砂糖醃漬可做糕餅裝飾，或是不加以處理作爲食用花，裝飾在沙拉、烹調上，或者漂浮於夏季飲料或酒面上，嫩葉可選用大葉者直接煮食。

●健康及美容的效用

花和葉有利尿、發汗、消炎、鎮痛劑之用。生葉切碎可做燒燙傷之治療使用。乾燥之後的葉和花可做藥草茶。浸泡劑可做泡腳浴使用，能治療感冒、及軟化皮膚並清潔。

◎錦葵

●烹飪

嫩葉或三角形狀的果實（蒴果）和種子可做沙拉食用。葉片煮熟了之後可作爲烹飪點綴之用。

●健康及美容的效用

乾燥後的花、根、葉，有鎮靜、消炎、緩瀉劑之用。草芙蓉乾燥之後的根特別可作爲祛痰劑、粘滑劑等爲生葉的一種。根部可以給小孩子們咬，可使牙齦健康，粉末則作爲牙粉，能預防口內炎及口腔內的疾病。作爲外用使用，則能鎮壓老斑及過敏性疾病。

◎薄荷（Peppermint）類

●烹飪

生葉可作爲沙拉、雞尾酒、果凍、冰淇淋、混合飲料等，或者也可使用於軟煮紅蘿蔔、及豆類烹調。也常使用於花草茶的混合。

●健康及美容的效用

有殺菌、強壯、消化、驅風、健胃、鎮靜、鎮靜病痛、防腐、刺激劑等之用。也可以使用爲花草茶、藥草浴等，或是香油壺之香油、花草燴肉飯等之材料之用。其中，歐薄荷可作爲驅除跳蚤之藥草、寵物之項圈、或是坐墊等，都有一定的防蟲效果。

對於肌肉痛等的疼痛，可以利用薄荷的麻醉力，以生葉作爲貼布，或是以很濃的浸泡液作爲漱喉嚨的藥水。

◎薰衣草（Lavender）

●烹飪

花和葉可浸泡在醋裡，或是使用於蒸烤肉類料理，生花可作爲食用花，使用於沙拉及果凍的製作。把它拿來用糖醃漬、和紅花混合作花草茶，也相當有趣味。（圖6）

●健康及美容的效用

鎮靜、鎮痙攣、驅風、防腐、殺菌、興奮、鎮咳劑等之用。作爲花草茶、藥草浴等使用，也是花香壺的香油、花草燴肉飯等不可或缺的材料。特別是作爲衣類的除蟲劑，是可以長時間使用之衛生藥草的一種。使用生花作爲花束，是有香氣手工藝品之代表。

◎香茅草

●烹飪

作爲花草茶是清爽的飲料，夏季以生葉作成的冷飲，能潤澤乾渴的喉嚨。混合於紅茶中，有檸檬茶的風味。炒肉類或蝦子時，一開始先以香茅草炒出了香味之後，再加入輕炒，完成後撒上葉子磨成的粉，就是一道美味佳餚了。

●健康及美容的效用

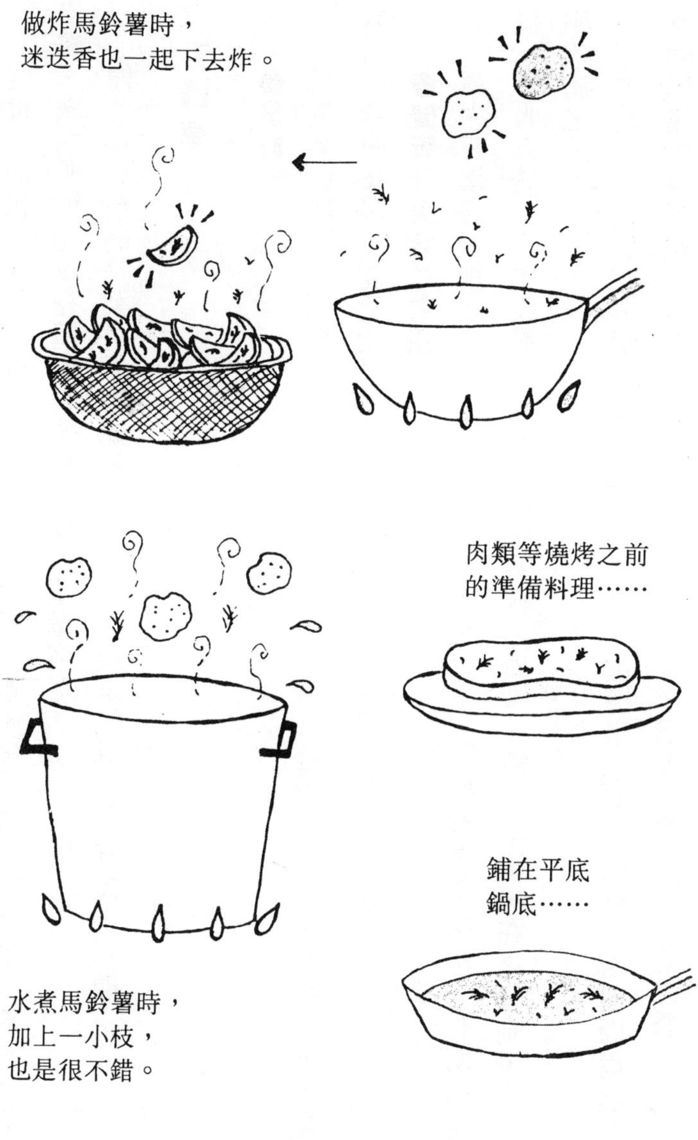
做炸馬鈴薯時，
迷迭香也一起下去炸。
肉類等燒烤之前
的準備料理……
鋪在平底
鍋底……
水煮馬鈴薯時，
加上一小枝，
也是很不錯。

圖6　迷迭香的烹調

健胃、消化、驅蟲、促進乳汁分泌、殺菌消毒劑等之效。濃濃的浸泡液可以清潔皮膚、做爲頭髮光澤亮麗的潤絲精、或是藥草浴等。

像芒草一般的長葉可以編成籃子或墊子、或是簡單地彎曲做爲花圈。

◎香蜂草

●烹飪

將生葉切碎可運用於調味醬、雞蛋烹飪、肉類料理的內塞物、沙拉、水果類、及飲料、糕餅類等，能活用於各種料理。亦被稱爲蜂花，相當有名。

●健康及美容的效用

葉片有鎮靜、驅風、發汗、鎮痙攣劑等之用。作爲藥草茶飲用，有助於神經系統、呼吸系統、心臟及循環系統、消化系統之異常。將生葉塗抹在昆蟲刺傷處，有緩和疼痛之效。

也是十七世紀在卡爾梅爾修道院所製之卡爾梅爾水的主成分，卡爾梅爾水是頭痛及神經痛的外用劑。自製的乾燥葉香味很好，可作爲藥草浴及花香壺之香油來享受。

◎玫　瑰（Rose）

●烹飪

玫瑰花托可熬成果醬、花瓣則醃漬在砂糖或酒之中。

●健康及美容的效用

玫瑰花托含有豐富的維他命C，有強壯、利尿、緩瀉劑等之效，作爲藥草的玫瑰花類，有鎮靜、消炎、收斂劑等效用。經常使用爲花草茶、藥草浴、花香壺之香油等。也可作爲化妝水及眼部的敷布。

◎香葉天竺葵

●烹飪

生葉可加於蛋糕材料中，或切碎、或使之漂浮於奶油、牛奶、牛奶蛋羹、布丁、果凍、水果、冰茶、冰淇淋等之中，做果醬時，放置於其中一起煮，能增加香味。

●健康及美容的效用

葉片有強壯、收斂、殺菌、消毒、抗尿糖、驅蟲、止血、鎮痛、健胃劑等之效。

可使用做花草茶或藥草浴，乾燥葉則作爲花香壺之香油、芳香包、花草燴肉飯等的材料之用。

◎迷迭香（Rosemay）

●烹飪

作爲燒烤肉類之前的準備，將肉類鋪貼上生葉或乾燥葉之後才烹調，有非常好的效果，或是將枝葉鋪在平底鍋底，也有同樣效果。

煮馬鈴薯時加上一支枝葉，能增添不少香味及風味，用花部位作成的藥草花茶，香氣非常怡人。

●健康及美容的效用

從中世紀以來，在歐洲就經常作爲肉類除臭劑使用，在民間則作爲驅風劑、刺激劑、頭痛、鎮痛劑、感冒、健胃等之用。

自古以來就是極富盛名的美容藥草，在傳說中，是使匈牙利女王恢復青春美貌而有名的匈牙利水之主要成分。

爲在婚喪慶典中可以使用的花草，作爲新娘與新郎之貞節的守護，同時用來記憶

死者之用。（圖6）

◎黃金菊

●烹飪

花可作爲食用花，撒散在沙拉中、或是裝飾於糕餅上。花草茶有安眠之效。

●健康及美容的效用

花有鎭靜、消化、強壯、消炎劑等之用。可利用爲花草茶及藥茶浴、敷布等，也是花香壺之香油、芳香包、花草燴肉飯的材料。

◎蒔蘿（Dill）

●烹飪

是全株（葉、莖、花、種子）皆可使用的花草。生葉切碎，撒摻雜在沙拉、調味醬、濃湯等之中。花和種子可使用於醃黃瓜、醋漬魚等。莖在燒烤魚或麵包時，鋪於下方，或放置於上方，以增加香氣使用。

爲糖尿病患、以及控制鹽分食量者的最佳調味料。

●健康及美容的效用

古代斯堪的那維亞半島語有驅風劑的意思，常被作爲驅風劑使用。因爲是溫和的鎮靜劑所以常用於嬰兒之夜哭、失眠症、食慾不振等，非常有效。蒔蘿水對小孩子的消化器官等的疾病也都有相當之功效。精油被利用做化妝品之香料使用。

◎甜椒

●烹飪

使用於藥味、燉菜、漬物、泡菜、辣泡菜、北非之民族菜、墨西哥的烤餡餅等。

●健康及美容的效用

消化、發汗、強壯、健胃、刺激等之效用

第二章

增加身心活力的花草茶

飲料　花草茶為活力之源

◎花草茶之泡法及飲法

從很久以來，花草以有益健康之茶的形象，一直被使用到現在。在飲用過多含有咖啡因的咖啡有害身體健康的警戒之下，香氣怡的人花草茶，現在正爲人們所喜愛，並開始受到全球人類的廣泛愛用而大受歡迎。

當你想「喉嚨好痛！」「啊！好累呀！」「口乾舌燥」「想喝咖啡、紅茶、日本茶、中國茶以外的飲料！」等的時候，試試看花草茶中的薄荷茶吧！

薄荷有薄荷及綠薄荷等之分，只要選擇自己喜好的香味即可。在薄荷季節裡，如果是栽種在盆缽和庭院中，就摘幾片生葉，直接沖成新鮮花草茶、或是乾燥了之後儲存起來，或者從店裡買來乾燥花草都無妨，皆能享受到飲用薄荷茶的樂趣。

●花草茶的泡法

非常簡單，只要摘些花草葉，注入熱開水，就ＯＫ了。泡紅茶的時候也是一樣，首先，用茶壺把水煮沸騰（不可使用保溫瓶中的熱開水，剛煮開的較好）。花草的份量是，一茶匙爲一人份，如果是新鮮花草，則要準備三倍的份量。

當然茶杯和茶壺都要用熱開水預先溫熱，然後倒掉其中的熱開水，將葉子放入壺中，馬上注入熱開水（一茶匙用一杯熱開水（200ml）），蓋上蓋子，等候三分鐘左右；冬天的話要蓋上保溫罩，不要使它冷掉了。等不及的人可以在旁邊放置沙漏記時，在杯子裡注水時，可以依照自己的喜好加上檸檬或蜂蜜，但是我覺得原味的薄荷茶很涼爽，我喜歡它令喉嚨清涼一新之感。

像這樣，很方便就能泡好花草茶。其他，花草的木質部、皮、根、果實等都可以作爲花草茶使用，但是必須要注意到，較硬的部份浸泡時間大約五到十分鐘。

常常聽到人們說薄荷味、薄荷味，口香糖和糖果等也有一樣的香味，它的清涼感是最令人難忘的。但是，由於牙膏、洗髮精等也有薄荷香味的，因此，感覺到膩了的人，便主張使用不太有香味的花草。例如：菩提樹的花、淡紅葵的花等也是很不錯。還有檸檬香的花草：香蜂草、香茅草、香馬鞭草。酸味很強的玫瑰花托和木槿色彩非常美麗。這些加上蜂蜜都十分美味。自古以來對健康有益的花草茶，雖然一直被當作是一種享受，但是，考量到花草茶的各種效用然後飲用，或者依對顏色及香氣的喜好之後飲用都可以。和其他茶不同的是，所擁有的香味能刺激腦神經。

首先，到藥草專門店，對自己注意的花草嘗試一下香味，新鮮花草或是花草苗等也可輕輕地折一下，試試香味，然後買下它。如果想喝從種子開始培育、完全是自家種的花草茶，也是可以，只要在春季和夏季播種就好了，試試看吧！（圖7）

●花草茶也可作成冷飲來享用

這個時候，要使用稍濃的花草茶（將熱開的量減半或者把花草茶的份量加倍），注入放有冰塊的玻璃杯中，瞬間冷卻，並且以藥草花、或葉裝飾在杯中，或是加入一枝檸檬、或柳橙，也是很完美（圖8）。

●不含咖啡因的花草茶

從小孩到老年人都可以安心飲用的健康飲料，但是不可以因爲喜歡、美味，就一天喝個好幾杯，雖然很溫和，但有一定的藥效，所以，一天大概喝個三杯就足夠了，如果想再享受一下它的香味的話，可以沖第二次、或第三次，比較稀薄。覺得使用茶壺很麻煩的人，可以在杯裡直接放入花草茶，注入開水，以杯墊當作蓋子，蓋上三分鐘，葉片下沈了之後，便可以飲用。雖然如此，還是想用花草茶專用的杯子來喝的人，市面上有法國製蓋子上附有陶製濾器、及附有杯墊的花草專用茶杯、或是日本製

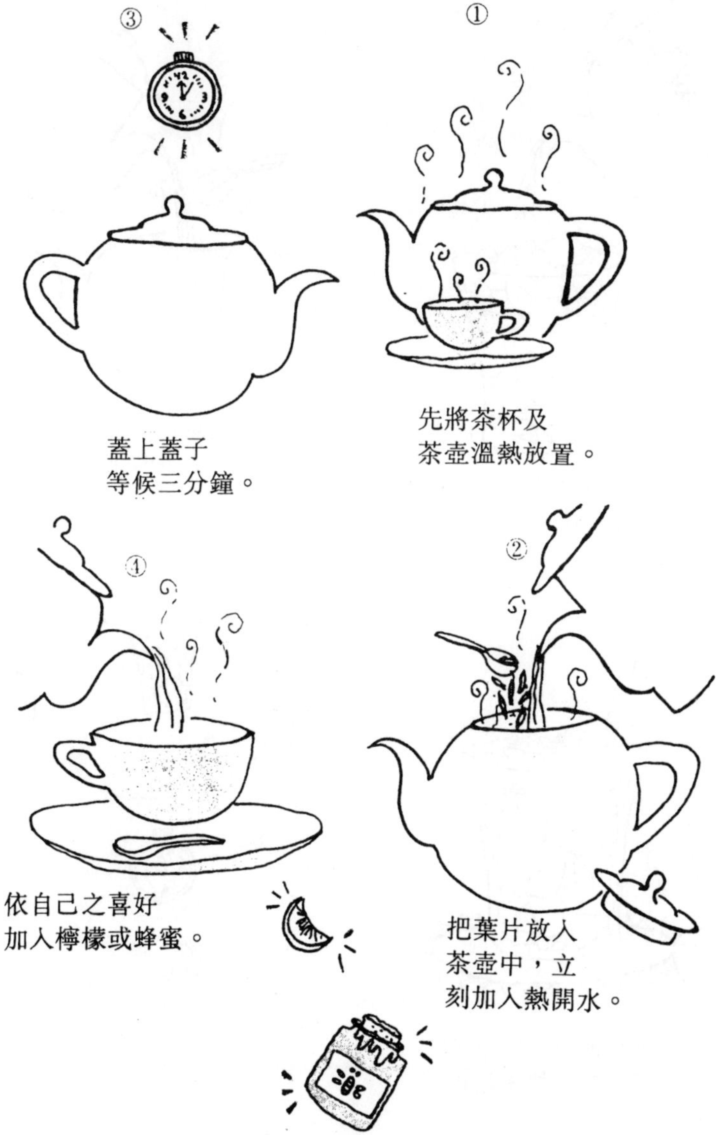
③
蓋上蓋子
等候三分鐘。
①
先將茶杯及
茶壺溫熱放置。
④
依自己之喜好
加入檸檬或蜂蜜。
②
把葉片放入
茶壺中，立
刻加入熱開水。

圖7　花草茶的泡法

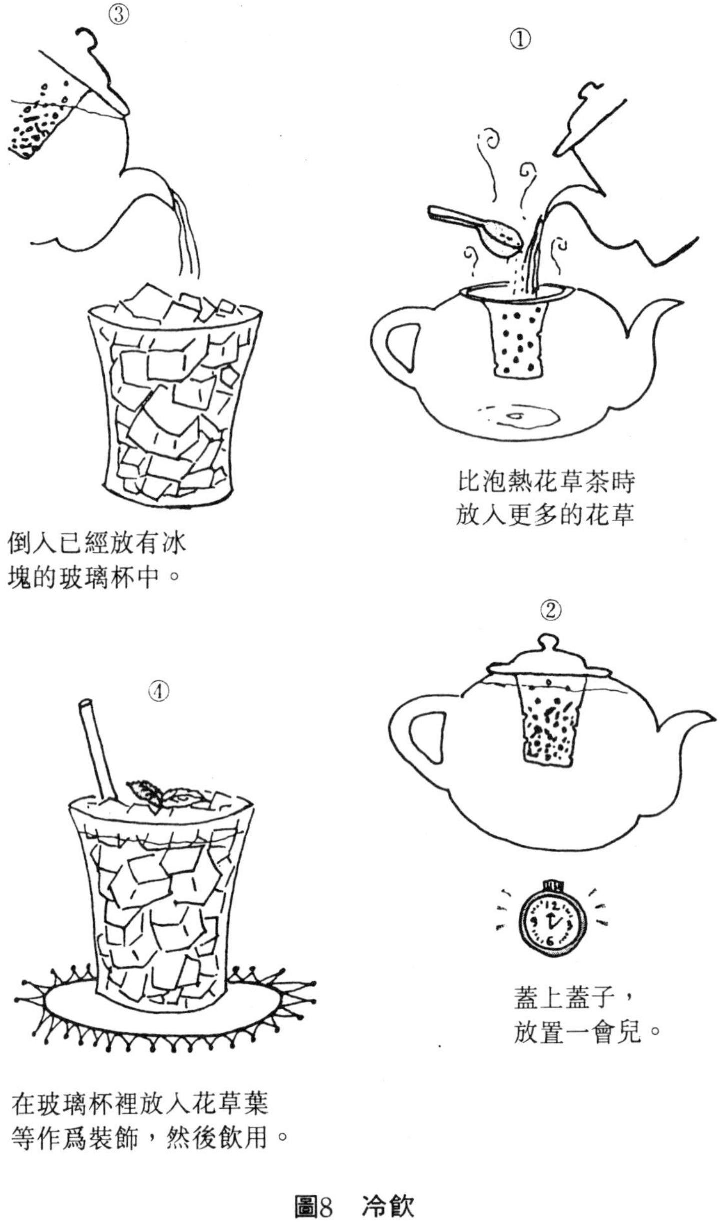
①
比泡熱花草茶時
放入更多的花草
②
12 3 6 9
蓋上蓋子，
放置一會兒。
③
倒入已經放有冰
塊的玻璃杯中。
④
在玻璃杯裡放入花草葉
等作爲裝飾，然後飲用。

圖8　冷飲

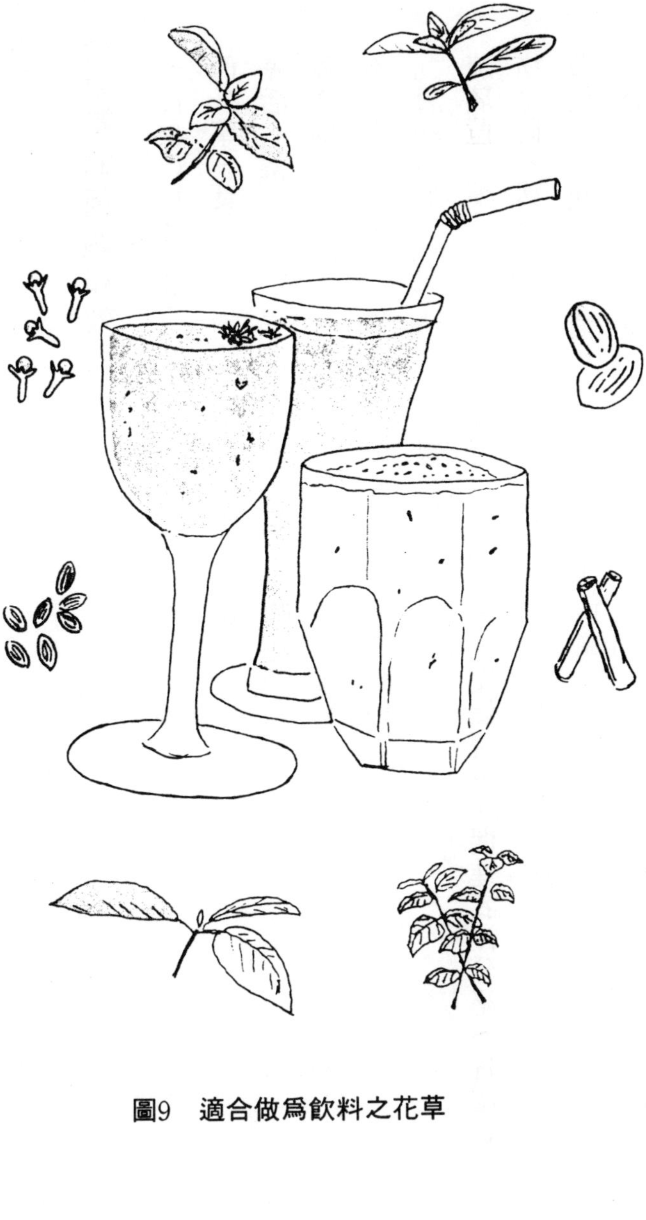

圖9　適合做爲飲料之花草

蓋子附有尼龍網濾器的花草專用茶杯等出售，嘗試看看吧！

工作之餘、下午茶時間，用自己專用的茶杯來飲用花草茶，更能增加不少情趣（圖9）。

◎藥草茶的種類和效用

（H&C熱冷皆可）〈使用部分〉

龍牙草〈葉〉　消除疲勞、利尿、肝臟

羌活〈葉〉　感冒、發燒、頭痛、強壯劑

香蜂草〈葉〉　增加活力、歇斯底里(H&C)

佛手柑〈葉〉　強壯、消化、可和中國茶混和

九層塔〈葉〉　消化、感冒(H&C)

琉璃苣〈葉〉　退燒、感冒、病後休養、支氣管炎、促進乳汁分泌（H&C）

貓薄荷〈葉〉　強壯、發燒、頭痛

黃金菊〈花〉　消化、喉嚨疼痛、漱喉嚨

丁香〈花蕾〉　噁心、暈船

蛇麻子〈花〉	失眠症、神經過敏、頭痛
蒲公英〈葉〉	強壯肝臟、風濕
〈根〉	咖啡之代用品（乾燥了之後，燒烤，磨碎使用）
西洋接骨木〈花〉	感冒、安眠、淨化血液
假莞蔚〈葉〉	咳嗽、感冒
杜松〈漿果〉	利尿、刺激、防腐
斗蓬草〈葉〉	月經前及月經時的精神緊張
菩提樹〈花〉	安眠、感冒、胃衰弱、疲勞
〈木質部〉	分解脂肪、腎臟結石之排出
甘草〈根〉	女性特有的各種病症淨化血液
胡椒薄荷〈葉〉	感冒、頭痛、下痢、胸部灼熱、胃痛、發燒、噁心、消化（H&C）
綠薄荷〈葉〉	噁心、流行性感冒、腸內脹氣（H&C）
蕁麻〈葉〉	強壯、淨化血液
香芹〈葉〉	強壯、利尿、風濕

迷迭香〈葉〉	頭痛、失眠症
鼠尾草〈葉〉	強壯、消化、發燒、咳嗽
百里香〈葉〉	咳嗽、過敏性鼻炎、消除疲勞、急性支氣管炎、頭痛
香馬鞭草〈葉〉	解熱、消化、喉嚨之炎症、促進母乳分泌
薰衣草〈花〉	消除疲勞、頭痛、感冒、高血壓
西洋蓍草〈葉〉	發燒、咳嗽、感冒、強壯
蒔蘿〈葉、種子〉	消化不良、增進食慾
藏茴香〈種子〉	消化不良、促進月經循環
萬壽菊〈花〉	緩瀉劑、發燒、痔瘡
牛至〈葉〉	預防暈船、神經性頭痛、失眠
牛膝草〈葉〉	有助胃腸內脹氣之排出、強壯
薑〈根〉	感冒、發燒、脹氣停滯
茴香〈葉〉	消化、肥胖、促進母乳分泌
草芙蓉〈花、葉〉	

（altham）〈根〉　喉嚨疼痛、支氣管炎、口內炎、
錦葵〈花、葉〉　鎮痛、頭痛、鎮靜
（maiva）〈根〉　便秘、感冒、咳嗽、預防老斑
酸橙(野生柳橙)〈花蕾〉　下痢、失眠、神經不安症、偏頭痛、歇斯底里、腸內異常發酵
香茅草〈葉〉　消化不良、驅蟲、促進母乳分泌（H&C）
毛縷〈葉〉　氣喘、失眠、喉嚨炎
玫瑰（kentfarlia）和gallical相同
（gallical）〈花、果實〉　便秘、美容
（大馬士革種）和gallical相同
歐石南（heath）〈花、葉〉　膀胱炎、風濕、增進食慾
紅茶〈葉〉　消除疲勞、偏頭痛、消化、利尿、動脈硬化
訶子〈葉〉　強壯、刺激、精神疲勞、驅蟲
橄欖〈葉〉　解熱、糖尿病、高血壓
細葉香芹〈葉〉　增進食慾、利尿、肝臟、皮膚炎

球菊〈根〉
強化免疫力、過敏、感染症、皮膚炎、淨化血液

欵冬〈葉〉
肺之病症、咳嗽、祛痰、發炎

野草莓〈葉〉
淨化血液、預防流產、胃內洗淨、促進乳汁分泌、下痢、濕疹、各種泌尿器官之病症

車前草〈葉〉
小孩子之肺部慢性病症、夜尿症、黏液之表面洗淨、下痢、膀胱炎、祛痰

歐洲紅莓〈葉〉
女性生殖器、流行性感冒、便秘、腸之諸症狀、下痢、糖尿病、發燒、妊娠、痔瘡

飲料

花草茶的種類／效果及效用

◎西洋甘菊（kamille）茶

黃金菊茶是使用一年生草本之日耳曼洋甘菊、及多年生之羅馬洋甘菊，所製成之花草茶，兩者都是菊科，但味道很香。日耳曼洋甘菊的生花有著類似甜蘋果之香味，乾燥了之後，轉變爲少許淡雅的香味，芽並沒有香味。羅馬洋甘菊有很強的蘋果香，且爲被多瓣舌狀花所覆蓋之多瓣花，及中心平坦單瓣之黃色筒狀花，兩種種類，芽都有很強的香氣。花草茶中，兩者都是只把花乾燥了來使用。市面上的洋甘菊有日耳曼品種和羅馬品種的多瓣花，但是，由於羅馬品種帶有苦味，所以份量以一個花一杯熱開水最爲適當，日耳曼品種則以一小匙一杯熱開水爲標準（圖10）。

●效果和效用

有很好的鎮靜、消毒、發汗作用，可安定精神、促進消化、治療感冒。

• **黃金菊**

消化、
喉嚨疼痛、
漱口用。

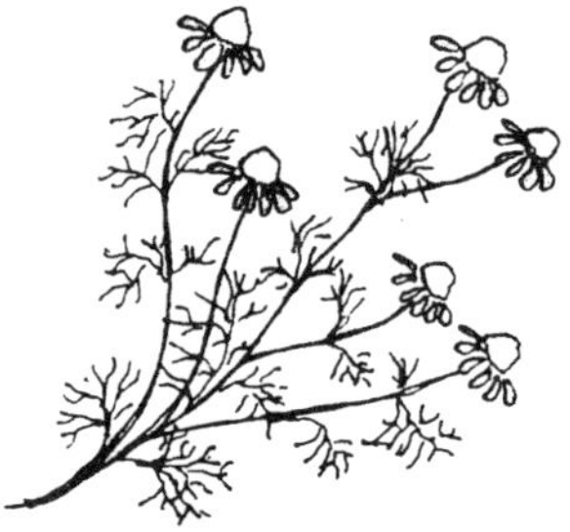

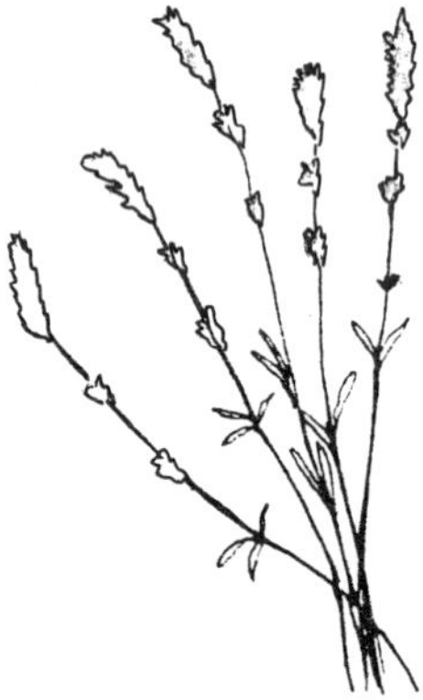

• **薰衣草**

消除疲勞、
頭痛、
感冒、
高血壓。

• **玫瑰**

便秘、
美容。

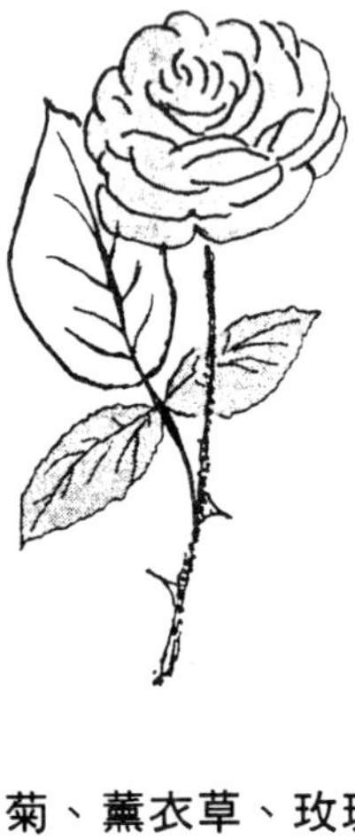

圖10　黃金菊、薰衣草、玫瑰花

◎杜松（juniper）（西洋杜松）茶

杜松是檜木科之低矮針葉樹，醬果爲藍色，完全成熟了之後有點帶黑色，將它乾燥了之後就可以做杜松茶使用。

有松節油系的獨特風味，令人想起琴酒。將生醬果蒸餾之後得到的精油，便是有著琴酒風味的原料。

含有豐富的天然胰島素、維他命C、硫黃、銅、鈷、鋁、錫等。在古代歐洲，人們相信杜松的氣味可以防止鼠疫。

是很好的預防疾病藥，有排除停滯於體中尿素之功效。

十粒的杜松注入一杯熱開水，放置十分鐘，就泡好花草茶了。

●效果和效用　有強壯、淨化、殺菌、消毒、刺激作用，對泌尿系統的疾病、膀胱炎、腎盂炎、胰臟、尿酸病症、感染症等有很好之功效。其他，糖尿病、白帶過多、水腫、月經正常化、傳染病、出血等都有效。

◎鼠尾草（Sage）茶

以烹調用花草而聞名的鼠尾草，是唇形花科的多年草本。自古以來就因為藥用而受人歡迎的花草。

有「五月吃鼠尾草會長生。」或者「在庭園中種鼠尾草的人會健康。」等傳說，在家庭中被當作急救良藥，有延命效果。口腔炎、或喉嚨炎症時，把新鮮葉拿來像口香糖一樣嚼。對精神疲勞也很有效果，可以提高集中力。

含有維他命A、C、及B群、多量的鈣質、鉀。

鼠尾草花草茶的作法是，以一大匙的新鮮葉子、或是一小匙的乾燥葉中，注入一杯熱開水放置三分鐘就完成了。

●效果和效用　有強壯、收斂、促進消化、退燒、淨化血液、殺菌、消毒作用。對咳嗽、神經等的症狀、感冒、發燒、牙齦疼痛、血液感染症等有效。較濃的花草茶，頭痛時可作為冷敷布、或漱喉嚨使用。

◎百里香（Thyme）茶

以烹調用花草而聞名的百里香，是唇形花科的多年草本。自古以來也被當作藥用花草來使用。十六世紀，以百里香來治療的疾病好多種類被歸納。

檸檬百里香是有檸檬香味的百里香，野生百里香是帶有野性味的百里香。兩者皆是百里香，同樣可作成花草茶。

含有維他命B群、維他命C、D、多量的碘、少量的鈉、硅、硫黃等花草茶的製作，一小匙乾燥葉注入一杯熱開水，放置三分鐘。

●效果和效用　可殺菌、防腐（因爲含有百里酚油）、促進消化、強壯、消毒、驅風，並作驅蟲劑使用。

疲勞、貧血、流行性感冒，及感冒、咳嗽、支氣管炎、喉嚨疼痛，口內炎、頭痛、坐骨神經痛、痛風、腸不順、香港腳等有效。對肺內充血、泌尿系統等也有效。可恢復身心活力。

◎九層塔茶

以甜九層塔或義大利語的羅勒而聞名的九層塔，是唇形花科一年生草本，因爲和番茄、乳酪、橄欖等味道很合適，烹調時被使用，但是，當花草茶來飲用，也是香味佳又美味的飲料。使用生葉的時候，在光線充足、香味很強的時期，採生葉一大匙，注入熱開水一杯，放置五分鐘。如果是很有香味的乾燥葉的話，就一小匙，放置二分鐘即可。

●效果和效用　有強壯、解熱劑之效。能調整膀胱、腎臟之狀況，因爲有鎮痙攣作用，所以對百日咳、噁心、感冒等都有效。

◎牛膝草（柳薄荷）茶

牛膝草是唇形花科的多年生草本。葉片有古典之芳香，以深青色的花最受歡迎，其他還有紫色、粉紅、白色等品種。舊約聖經中也有提到牛膝草，以往淨化寺院或教會時，所散布的「驅邪藥草」中不可或缺的花草。

以氣味很好的生葉一大匙，注入熱開水一杯，浸泡三分鐘左右，花草茶便完成了。

●**效果和效用**　主要使用於肺病的治療，也促進發汗作用。因爲含有增加對感染病抵抗力的主要荷爾蒙，所以對流行性感冒，感冒、咳嗽、濃痰，喉嚨痛等都很有益處。

◎薄荷（西洋薄荷）茶

唇形花科、多年生草本薄荷的品種有很多。作爲花草茶最爲人知的，以香水薄荷和綠薄荷爲代表。兩者都有清涼感和清爽香味的味道之特徵，也可和其他的花草一起混和使用，用法很多。新鮮葉片一大匙（乾燥葉一小匙），加入一杯熱開水，泡浸三分鐘。

●**效果和效用**　香水薄荷能強化全部身體，使之正常。有效地刺激神經並鎭靜腸胃。強化心臟肌肉，是對各種疾病很有功效的急救藥草。

綠薄荷因爲能促進消化，故對唾液腺有益。對胃液的分泌、膽汁的分泌、活動等也很有功效。妊娠中、嬰幼兒的疝痛有溫和的效用。

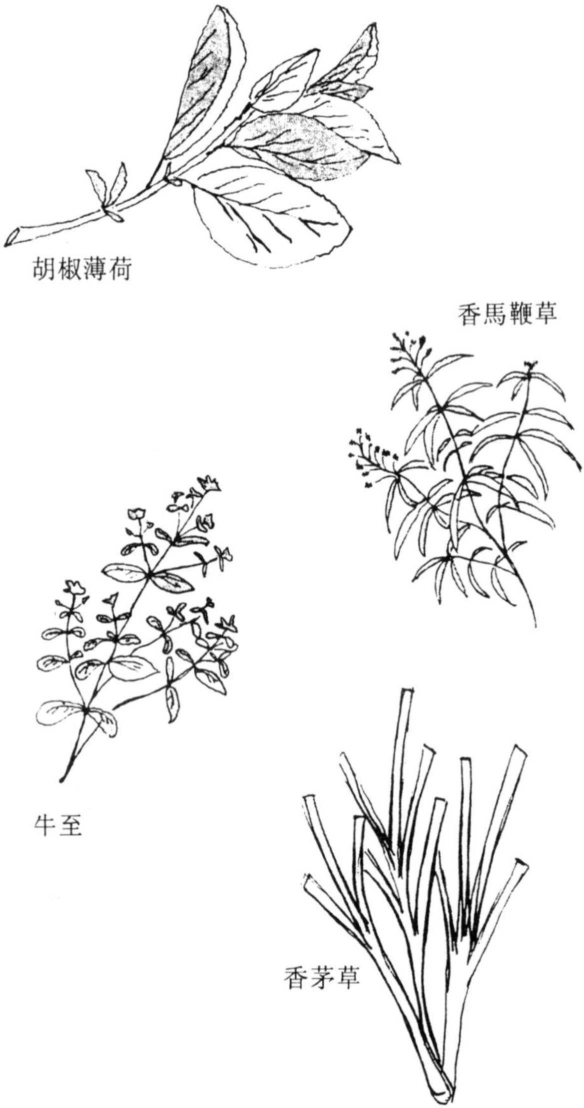

圖11　飲用葉部之花草

◎牛至茶

較常爲人們所知的甜牛至、著名牛至是一年生草本或多年生草本。如其名稱般味道甜美，乾燥了之後仍有持續性的香味。同類花草有香牛至、大牛至、野牛至等。中世紀時被列舉在驅邪藥草的列表中，也常使用於烹飪。

生葉一大匙（乾燥葉一小匙）中，注入熱水一杯，放置三分鐘（圖十一）。

●效果和效用　有鎮靜、鎮痙攣、鎮咳、強壯、刺激、驅風作用等。最適合氣喘、咳嗽等、所有發作症狀。對神經性頭痛、失眠、胃衰弱、疝痛、暈船、夜尿症等都很有功效。

◎香蜂草

也可稱作香水薄荷、蜂香薄荷、ＢＡＬＭ等名稱，是唇形花科的多年生草本。觸摸葉片，便產生悠悠的檸檬香，心情也跟著變好。

在英國，有位每天早上喝香蜂草而活到一百零八歲的魯愛爾王子，還有活到一百十六歲叫做喬·漢斯之男子的記錄。

使用生葉來做花草茶，較能散發香味。一大匙的生葉，注入一杯熱水，放置五分鐘即可，添加上甜味的蜂蜜，風味更佳。

●**效果和效用**　有鎮靜、發汗、促進消化作用，所以能使神經休息、消除緊張、對感冒、流行性感冒、女性的歇斯底里、男性的憂鬱症等也有功效。

◎洛神葵茶

Hibiscus sabderiffa是洛神葵的學名，葵科一年生草本。使用乾燥後的黃色花萼，深紅色的萼作爲花草茶使用，可以享受到有著美麗的紅寶石色、酸味又強的花草茶。爲世界各國的料理烹飪所使用、和其他的花草茶混和使用，也用作著色劑。一個萼加入一杯水，放置兩分鐘。Pompadour的花草茶包一袋可供二至三人飲用。

●**效果和效用**　有緩瀉、利尿、解熱、鎮咳作用，對感冒。咳嗽、便秘等也有效用，並含有維他命C、酒石酸、檸檬酸、蘋果酸等。

◎薰衣草茶

由於薰衣草色、和香味而受人歡迎的薰衣草，是唇形花科的常綠灌木。自古以來就作爲藥用，使用爲治療偏頭痛、保持頭腦清明、並鎭靜神經等的花草茶（圖十）。

六到七月左右是薰衣草的季節，也是花蕾中含有充分精油的時期，將割取下來的薰衣草加以乾燥、儲藏。

二分之一小匙的花蕾裡，加入一杯熱開水，放置兩分鍾，較濃厚的花草茶因有過度的鎭靜之效，而有催眠作用。

●效果和效用　鎭靜、抗菌、消毒、驅蟲、降血壓、消除瘀血、鎭痛、緩和作用等。因爲有恢復正常身心均衡的功能，所以，對神經症、感冒、失眠、憂鬱等也有作用。

◎香茅茶

香茅是禾本科的多年草本，把像芒一般的長葉切碎，就能聞到很強的檸檬香。印度的阿由吠陀中做長期醫療使用，於熱性病、及感染症治療方面，也有長久的歷史。

是不太耐寒的植物，但是容易栽培，一到夏季，草就逐漸長長。這時也正是葉片充滿精油的時期。生葉作爲花草茶，不論色、香、味都是一流的，雖然如此，乾燥後的莖葉也非常值得品嚐。生莖葉一大匙（乾燥莖葉一小匙），注入熱開水一杯，放置三分鐘即可（圖十一）。

●**效果和效用**　強壯、刺激、消化、驅蟲、促進乳汁分泌、殺菌消毒劑，有益於消化不良、貧血，能調整肌膚、毛髮脂肪質之分泌，增加光澤，含有維他命A。

◎香馬鞭草（馬鞭草）茶

香馬鞭草是馬鞭草科的落葉灌木，有時馬鞭草科和多年生草本的馬鞭草容易混淆，但是，一觸摸香馬鞭草的葉片就會飄出強濃的檸檬香。自古以來馬鞭草被視爲珍貴的藥用花草，而以花草茶聞名的則是香馬鞭草。十枚左右的生葉（乾燥葉三枚），注入熱開水，放置三分鐘即可。香茅、香馬鞭香的混和花草茶，清涼而有風味。

●**效果和效用**　有鎮靜、發汗、解熱，消化作用等。對流行性感冒、消化不良、支氣管炎、噁心、鼻部充血等很效用。

◎迷迭香茶

迷迭香是唇形花科的常綠灌木，聞了它特有的刺鼻香味，能保持頭腦清醒。自古以來作爲藥用花草已有長久的歷史，但是，作爲花草茶則花和葉都可以使用。將一年中常綠的葉、或斷續的、開花的盆鉢放置在身旁是非常寶貴的。

●效果和效用　有強壯、利尿、健胃、鎮痙攣、防腐、驅風、促進膽汁排出、下降血壓、刺激作用等。

感冒或流行性感冒之初期時，飲用溫熱之花草茶，而神經過敏、不安感、失眠時，則飲用放涼的花草茶，很有助益。

迷迭香、鼠尾草、馬鞭草之花草茶，是發燒時的特效藥。

◎蛇麻草茶

蛇麻草是麻科的多年生草本，爲製造啤酒時不可或缺的藥品。蛇麻草雌花穗的花苞發達而成毬果，毬果能促進睡眠、並有鬆弛鎮靜之效。很久以前藥草師就把蛇麻草作爲安全又藥效很強的鎮靜劑，使用於失眠之治療也有長久的歷史。喬治六世和林肯，皆因爲失眠症而愛用塞入蛇麻草所製成的枕頭。

蛇麻草中含有相等比例增進食慾、強壯、鎮靜劑的成分，所以作爲失眠症的鎮靜劑很有效用。

同時作爲腺和胃之肌肉的刺激劑，可緩和胃神經興奮。對於肝藏和膽囊管的放鬆、休息很有效果。

●效果和效用 有強壯、鎭靜、促進消化、刺激食慾的作用。對失眠症、神經過敏、欲求不滿、頭痛、尿閉症、女性諸病症等皆有效用。含有豐富的維他命B群。

◎羌活茶

羌活是繖形科的二年生草本。全株芳香，葉和根可作花草茶使用，其他的部位有各種不同的用途。

自有史以前就被作爲藥用，也常被使用爲調味料蔬菜。以花草來說是大型花草，可以長到大約二公尺左右的高度，六到七月會開出帶有香氣的黃綠色傘狀花。

一茶杯沸騰的熱水，大約是一小匙根或葉的份量，注入熱開水放置三分鐘即可。一日中飲用三杯，可依自己的喜好加入蜂蜜（圖12）。

●效果和效用 有強壯作用、興奮作用、淨化作用、發汗作用、鎭靜作用等，對咳嗽、發燒之感冒、胃腸不好、神經過敏等有效。

嫩莖浸漬於砂糖中，做爲糕餅之裝飾十分有名。

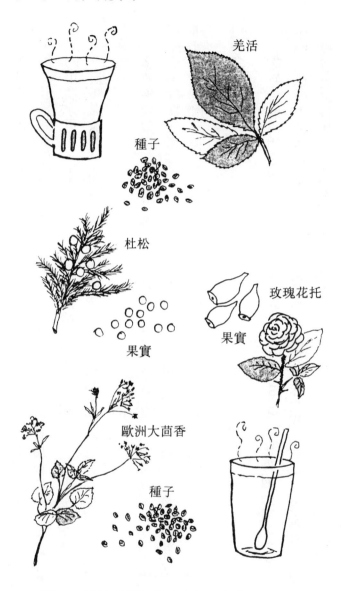

圖12　種子或果實可以飲用之花草

◎柳橙的花葉果皮茶

柳橙花是柑橘科的灌木，比天拉地雅種（酸橙）花。其他葡萄柚的花等也有同樣的作用，但是完全作爲花草茶來飲用，只限於使用完全沒有用殺蟲劑、或防腐劑栽培出來的柑橘才可。（幸好、市面上賣的柳橙花蕾是野生柳橙，因此很安全。）

一茶杯沸騰的熱開水，用一個柳橙花。注入熱開水放置三分鐘即可。一日可飲用三茶杯。

●效果和效用　柳橙花茶有優良的鎮靜作用，所以對神經不安症、憂鬱症、精神官能症、歇斯底里等有功效。葉子也有相同的作用，有解熱作用、發汗作用等。果皮則有強壯作用、刺激作用、興奮作用、解熱作用、驅風作用等。

◎艾菊茶

艾菊是菊科的多年生草本，在美國稱爲Sweet mary，在英國稱爲Arecost。曾經在蛇麻草尚未被使用之前，用來作花草啤酒添加風味之用。有著像薄荷和鳳仙花混和一般清爽之香味，是有清涼感的花草。

一小匙的葉片中，注入一茶杯的沸騰熱開水，放置三分鐘即可。一日可飲用三杯。

●效果和效用　因爲有收斂作用、抗痙攣作用、緩瀉作用等，對胃痛和胃痙攣等有效。

在中國茶中加入乾燥的艾菊葉、陳皮，注入熱開水，顏色變了之後，就可以享用了。

以前上教會時，時常因爲說教過長，覺得無聊，所以聖書之間，夾上香氣怡人的艾菊葉，因此，也有聖經樹葉之稱。

◎訶子（木立薄荷）茶

訶子有夏訶子（唇形花科一年生草本）、和耐寒的冬訶子兩種類（唇形花科多年生草本），但是夏訶子的香味較強，有著像混和了迷迭香和百里香一般的持續性芳香。古代羅馬常用來做蔬菜及香料使用。

一小匙葉子，加入一茶杯沸騰的熱開水，放置三分鐘即可。一日可飲用三茶杯。

●效果和效用　訶子茶有強壯的作用、刺激作用、興奮作用、消化作用、驅風作用等，所以適合體質虛弱、及更年期的女性。

從古以來以催淫劑而聞名，經常飲用能提高性能力、促進恢復力。

◎茴香茶

茴香是繖科一年生草本，草高可以長到二公尺以上，有著黃色陽傘般的花穗。是全株皆可利用的花草，烹調中常被使用。

一茶杯沸騰的熱開水，使用一小匙種子，和少許乾燥的碎葉，注入熱開水放置五分鐘。可加上蜂蜜增加甜味。一日飲用三茶杯。有對治咳嗽之效。

●效果和效用　一大杯切碎的茴香莖中，注入一茶杯熱開水，放置三分鐘。因爲有利尿作用，因此，有助於風濕、痛風、腎臟、膀胱等疾病之治療。飯前飲用的話，能增進食慾，對女性而言，有調整生理不順，及促進母乳分泌之效。

也有驅風作用、鎮靜作用、通便作用等。

◎繡線菊（西洋夏雪草）茶

繡線菊是薔薇科的多年生草本。名如其實，喜好生長於潮濕場所，其高度可以長到一公尺以上之花草，仲夏會開出奶油色花，既甜美又優雅，有繡線菊之后之稱。

一茶杯沸騰的熱開水，一小匙花，注入熱開水，放置三分鐘。一日可飲用三到四杯（也可使用葉片）。

●效果和效用　有利尿作用、發汗作用、強壯作用、鎮靜作用等，因此對肥胖、風濕、肌肉疼痛、流行性感冒、頭痛、發燒等都有效用。小孩子下痢時也可使用。

繡線菊花的主成分，和有解熱、鎮痛藥之阿斯匹林相同的水楊酸，所以，可以說是花草之阿斯匹林。其他也含有維他命C、和糖分。

◎菩提樹茶

菩提樹是菩提樹科的喬木。

一小匙白色木質部，以一茶杯沸騰的熱開水注入其中，放置五分鐘即可，一日可飲用三杯。

●效果和效用　花和葉一個或兩個，注入熱開水，放置三分鐘。一日可飲用三杯。因爲有鎮痙攣作用、和鎮靜作用，因此，因神經質、慢性失眠症、精神不安症等而煩惱的人，從小孩到老年人都可以飲用。

◎紅佛手柑茶

紅佛手柑是唇形科的多年生草本。

一茶杯沸騰的熱開水，用一小匙的葉子，注入熱開水，放置三分鐘即可，一日可飲用三杯。夏季，放入冰塊，使之冷卻後飲用，有涼爽之風味。

●**效果和效用**　有消化作用、強壯作用、驅風作用等。因爲，作爲精神安定劑有一定之功效，因此，十分適合就寢前飲用。

◎玫瑰（gallical和kentfarlia種）茶

玫瑰是薔薇科的落葉性灌木。

一茶杯沸騰的熱開水，用一個或兩個花，注入熱開水，放置三分鐘即可，一日可飲用三杯。

●**效果和效用**　玫瑰茶因爲有鎮靜作用、強壯作用、和消炎作用，因此，對喉嚨痛、鼻塞、或支氣管的阻塞有效，對消化系統的炎症也很有效果。

第三章 將芳香療法作為生活之點綴

芳香療法

吸收花的精油，氣氛爽快

◎吸入之方法及效用

將精油的有效成分，以蒸氣的方式，從鼻子吸入的方法：是芳香療法中最簡單又容易的方法（圖13）。

從鼻子被吸入的精油，通過呼吸器官、和肺部被身體吸收，由鼻子來刺激神經，對呼吸器官、神經系統的疾病、及偏頭痛、或頭痛都很有效果。

加溫的蒸氣吸入法，更有治療憂鬱的效果。

於缽中加入三杯的熱開水，滴入二到三滴適合於自己的療效的精油。將臉放置於其上方；閉上眼睛，爲了防止有效蒸氣散發出去，用浴巾將頭部連缽一起覆蓋。吸入五到十分鐘。但是，在剛開始的時候，請縮短吸入時間。

還有另一個方法，就是將適合於自己療效的精油，滴一滴在鼻子附近，然後深呼吸。兩種都是很簡單的方法。

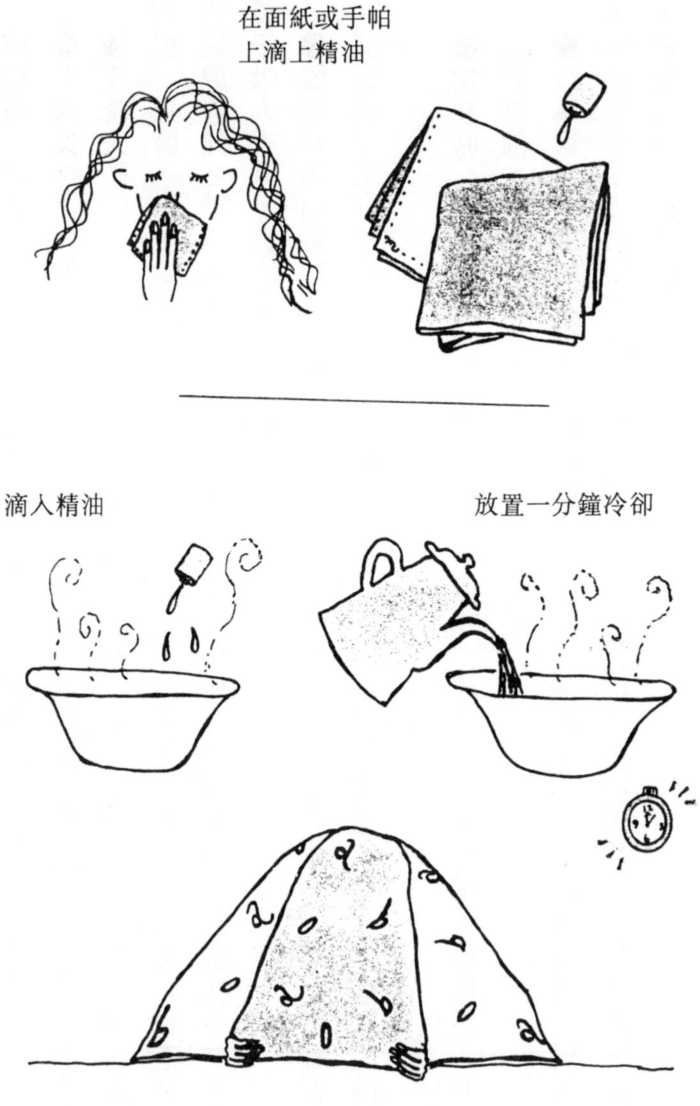
在面紙或手帕
上滴上精油
滴入精油
放置一分鐘冷卻

圖13　精油之吸入法

●感冒的時候 使用百里香、薰衣草、丁香、茶樹等各一滴，用蒸氣的方式吸入。或是將百里香、尤加利、胡椒薄荷、丁香等滴在面紙上，然後深呼吸。

●咽喉炎時 百里香一滴、黃金菊兩滴、薰衣草三滴，用蒸氣吸入法吸入。

●夜晚失眠時 由於身體過於疲勞、神經興奮、半夜醒來無法再度入睡，實在令人困擾。這時，從黃金菊、薰衣草、繩草、牛至、檀香木、羅馬黃金菊、肉荳蔻、橙花中選取喜愛之精油來做組合，滴數滴在枕頭、床單、或床罩上，睡眠休息時，便會從鼻子吸入香氣，進入安穩的睡眠中。

●醒來時頭腦昏沈不清醒時 迷迭香有使頭腦清醒的作用。因此，鬧鐘響了之後，滴幾滴精油在枕頭上，或是同樣的方法滴上一滴香水薄荷，也可以達到相同的效用。

●宿醉時 從杜松、薰衣草、茴香、檸檬、迷迭香、葡萄柚、紅蘿蔔子的精油中，選取四滴，滴在熱開水中，以蒸氣吸入法吸入。

●公車客滿、混於人群中不安感襲上心頭時 通勤途中或尖峰時間時，擠得水泄不通，總是有令人心情不好、情緒無法穩定的時候，此時使用薰衣草精油來鎮靜情緒，或是用桔子精油振奮精神。

●工作不順、沒有幹勁時　迷迭香、香茅、天竺葵、香蜂草等能讓人心情開朗、刺激心臟，使頭腦清明，所以滴幾滴在面紙上、放置於桌面上，或是在罩於檯燈之外的燈罩上滴上幾滴香油、插上插座，由於溫度升高精油便會揮發。而面紙可以插於內衣的周圍，香味會隨著體溫而蒸發出來，兩手不會受到阻礙，而持續進行工作。

●副鼻竇炎時　副鼻竇炎會隨之引起慢性病、感冒、花粉症等，是令人很感到不快的病症。胡椒薄荷、百里香各一滴、迷迭香三滴，用蒸氣吸入法吸入，或是於迷迭香、九層塔、天竺葵、胡椒薄荷中，任選一到二滴，滴到面紙上，就鼻吸入。

●流行性感冒盛行時　體力虛弱，又混於人群中，想要預防流行性感冒，或是想要防止二次感染時，非常有效用的方法是，將口罩裡所夾的紗布，滴上從薰衣草、尤加利、茶樹、百里香、扇芭蕉等之中選出的任何精油一滴。

◎芳香器的使用方法及效用

●擴散器　有陶製、素陶、金屬、不燃燒纖維等，不同材質所作成圓形，附有溝狀、八角形、螺旋形等不同的形狀，將其放置於燈泡上，滴上精油，插上插座，精油受熱，芳香蒸氣便會擴散到空氣中。熟練的使用，能除去空氣中的黴菌，帶來新鮮空氣。

●精油燃燒器　基本上由蠟燭、檯架、壺等三種所組成。在壺中加入熱開水，滴上幾滴精油，以蠟燭來增加溫度，細緻的香氣將會擴散到空氣中。適合於氣體密度較高的室內。有金屬、玻璃、陶器、素陶等素材所製成的，適合於室內裝飾。

●蠟燭　使蠟燭的心蕊中，含有少量的精油，點燃蠟燭之後，香味便會擴散。注意不要內含太多的精油，否則，有一點火立即燃燒的危險。

●電動芳香器　為法國所發明、效率很好的芳香擴散器。能使精油的消耗降到最低，以電的震動使香油蒸發，沒有使用到熱量，就能使原有的香油芳香擴散出來。由特殊構造的玻璃及馬達所組成。

●蒸氣器及風扇　兩者都內藏小型風扇，在扇葉上滴上香油來使用。因為沒有使用到熱量，所以，所產生的芳香也是涼爽的香氣。

●室內蒸氣機　蒸氣產生器能給過於乾燥的室內帶來濕氣，並防止感冒和喉嚨炎的發生，但是，如果在放出蒸氣的水盤上，滴上數滴香油，將對空氣的清淨很有幫助。

芳香療法

改善身心的芳香浴

◎芳香浴之方法及效用

洗浴是使全身放鬆、緩和身心疲勞的行爲活動。如果加上香油的芳香浴，有效成分能通過皮膚進入體內，對各器官、組織、分泌腺產生作用，而對全身體產生功效（圖14）。

做芳香浴的時候，在入浴之前，將適當的精油放入浴槽的熱水中。注意，不要放入過多的精油。黑胡椒油、迷迭香油、胡椒薄荷油、九層塔油等，對肌膚有輕度的刺激，能使血路運行順暢，但是，肌膚容易過敏的人，剛開始使用的時候，要控制精油的量，使用習慣了之後，再逐漸增加。

滴入浴槽中的精油，大約十滴到十五滴左右，精油落入浴槽之後，輕輕攪拌熱水，使精油擴散到浴槽之中，再浸泡身體。

作芳香浴的時間，大概以十到十五分鐘爲適當，所以，浴室中的熱水不要過熱，如果使用溫度過高的熱水，浸泡了之後容易頭暈。而過熱的熱水對身體有害，對皮膚也有不良影響。

平常利用日本式浴室的時候，像平時的方式入浴，洗淨身體，最後進入浴槽時，再滴入香油，就能做一個很舒適的芳香浴。

●清晨入浴時　使睡意朦朧的頭腦恢復清醒，使用使身體充電、有著強壯、興奮作用的精油，能增加活力。此時適合使用迷迭香油、胡椒薄荷油、牛至油、尤加利油等。只是，在冬季使用胡椒薄荷油、尤加利油，身體較冷，容易感冒，要多加注意。

●夜間作芳香浴時　使用對減輕壓力、緩和身心疲勞有益的精油。有鎮靜和抗憂鬱作用的精油是，薰衣草、佛手柑、黃金菊、牛至、橙花、土耳其粉紅花鼠尾草、茉莉、玫瑰、伊蘭伊蘭、牛膝草、香馥草、橘子、檀香木、花梨木、香茅等。選取喜好之精油，最多六滴混和使用，會更增加效果。

悠閒地浸泡之後，輕輕地走出浴槽，用浴巾擦乾，香氣仍會附著在身體上，便能懷著很好的心情睡覺。如果，將精油和鹽混和，進一步便能享受到有促進排汗效果的芳香浴。

一公克的鹽加入四毫升的精油，充分混和之後，儲存於瓶中，入浴時使用，十分

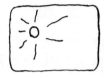

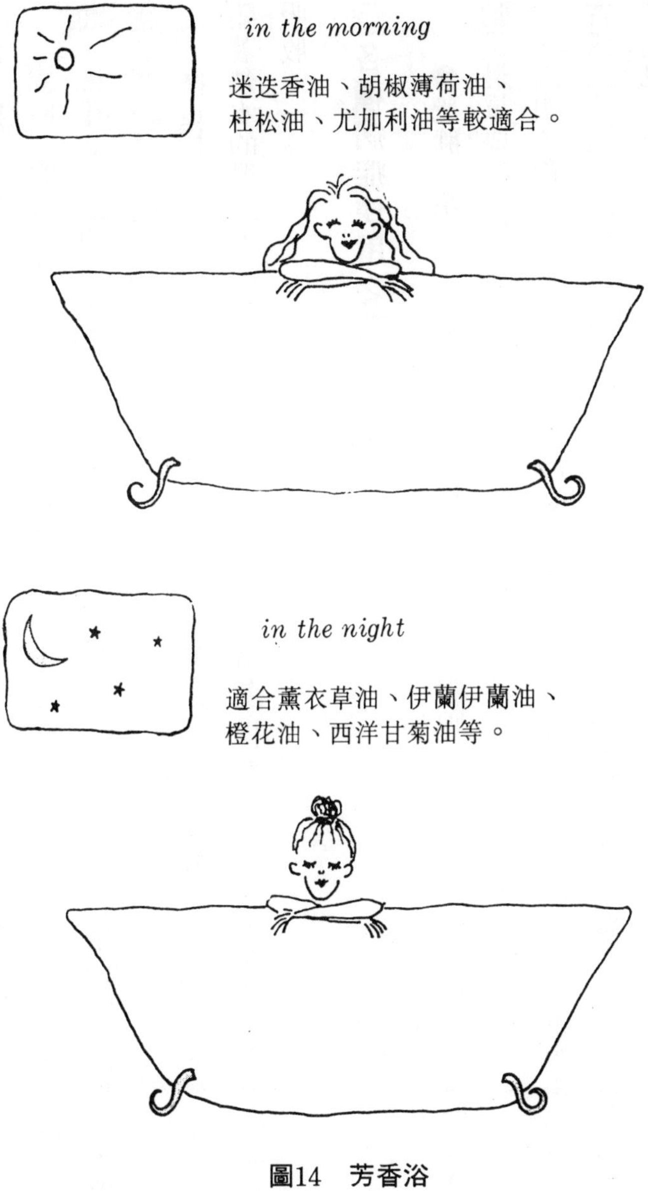
in the morning
迷迭香油、胡椒薄荷油、
杜松油、尤加利油等較適合。
in the night
適合薰衣草油、伊蘭伊蘭油、
橙花油、西洋甘菊油等。

圖14　芳香浴

方便。對想要增加氣氛的人來說，使用茉莉、檀香木、玫瑰等非常適合。

同時，有放鬆效果的精油有伊蘭伊蘭油、洋柑菊、土耳其粉紅花鼠尾油、檀香木油、橙花油、玫瑰油、薰衣草油等。依自己的喜好，或是只使用以上所述之精油，或者也可以適當地混和之後，加於熱水中。

像這樣，將精油加入熱水中入浴，精油類會從皮膚滲透到體內。由於在入浴中，隨著熱水的溫度，體溫上升，毛細血管的血液循環也加速，所以會促進皮膚對精油的吸收。

◎各種病症使用之芳香浴

●肥胖　第一，是太過肥胖。爲了矯正過度肥胖，對飲食多加注意、並適當的運動是最重要的，但是，如果同時進行芳香浴，則更能增加效果。

例如多食症一般，爲了滿足內心的空虛，而食慾大增的時候，使用帶來幸福感之香氣的香油，或是有鎮靜神經、消除不安感之效用的香氣精油，做芳香浴，也是治療的方法之一。香馥草、玫瑰、橙花、檸檬薄荷、薰衣草、佛手柑、土耳其粉紅花鼠尾草、橘子等，於其中選用六滴來使用，以溫暖的溫度來入浴。以茴香、杜松、尤加利、黃金菊、香茅等精油來做芳香浴，對肥胖和防止肥胖有很大的效果。選用杜松油時，一次入浴，使用八到十滴。一個星期可做一到二次的杜松浴，決定日期之後施行。杜松浴對風濕病患者，有很好的效果。

●血壓高的人　其次，是血壓高的人的情況。患有血壓病的人不能使用熱水泡澡，因此，要使用較溫涼的水來浸泡。可以使用薰衣草油、或伊蘭伊蘭油，或是兩者混合。使用薰衣草的話，要大約十滴左右，但是，如果，使用伊蘭伊蘭油的時候，只需要七滴左右即可，滴入要浸泡的溫水中。若是兩者都要加入的情形下，就各自滴入五滴，然後入浴。

●壓力大、神經緊張時　每個人總有對神經緊張、坐立不安、情緒高漲、感到很困擾的時候。這個時候，在浴槽裡滴入九層塔油一滴、杜松油二滴、薰衣草油三滴、伊蘭伊蘭油一滴，或是只使用橙花油八滴，滴入熱水中，然後入浴。

在浴槽中滴入尤加利油和迷迭香油各五滴，然後入浴，也很有效用。

●宿醉　人們常說，飲酒過量時，清晨泡澡最有效果。這時建議您最好泡一下滴了精油的澡。能促進血液循環，並使體內的毒素能快速地轉變爲二氧化碳和水。將茴香油三滴、杜松油四滴、迷迭香油三滴，滴入溫水中，好好地泡個澡。這種方法對便秘也很有效。

●憂鬱症　憂鬱的時候，使用振奮精神的精油，很有效果。呈現憂鬱狀態時有各種典型，只是使其產生鎮靜作用，有時反而帶來反效果，但是，又不能刺激過度，因此，必須瞭解是怎樣的症狀之後，才嘗試使用精油比較妥當。橙花、土耳其粉紅花鼠尾草、檀香木、薰衣草、伊蘭伊蘭、葡萄柚、佛手柑、香蜂草、橘子、天竺葵等之精油中，選取喜愛之香味共六滴，滴入其中，然後入浴。

●支氣管炎時　患有支氣管炎時，在浴槽中滴入尤加利油六滴、檀香木油四滴，然後入浴。接著，吸入從熱水蒸發出來的香油蒸氣，做幾個深呼吸。

●鼻子感冒時　鼻子感冒時，滴入九層塔油四滴、尤加利油四滴、薄荷油二滴於浴缸中，然後入浴。和前面所敘述的相同，充分吸入精油的蒸氣。

不管是怎樣的情形，都是使身體充分溫暖了之後，才出浴槽，然後快速將身體擦乾，之後，馬上上床就寢。

●感冒或感染上流行性感冒時　雖然有人認爲，感冒時最好不要洗澡，但是，如果能有技巧的入浴的話，反而能減輕感冒或感染流行性感冒所帶來的痛苦，且快速痊癒。

準備一小匙滿滿的植物油（甜杏仁油、黃豆油、紅花油、橄欖油、各種沙拉油等），於其中混合薰衣草油二滴，然後仔細地擦塗在胸腔、喉嚨、頸背等處，接著將身體從肩膀以下浸泡在浴缸中，大約十到十五分鐘，使身體充分溫熱了之後，起來，用浴巾快速將身體擦乾，馬上上床就寢。

感冒時的最佳良藥，首先，便是充分地休息，其次，使用薰衣草、牛至、番櫻桃等精油共六滴，傍晚提早入浴就寢。

如果，於中午之前做芳香浴的話，爲了保持清醒，從百里香、茶樹、尤加利、迷迭香、松葉、山鼠麴草、黃金菊、白千層、檀香木、杵花、薰衣草、九層塔、乳香、香薑草等精油中，挑選自己所喜愛之精油使用，合計六滴，然後入浴。

●**風濕或視力減退時**　滴入精油之後再入浴，對風濕病患者而言，有減輕症狀、使病情好轉的效果，並且，對視力急速下降的人，有提高視力的能力。患有風濕病及關節炎時，滴入杜松油、或百里香油之後入浴，很有效用。

●**失眠症**　失眠症是現代文明病的一種，原因的種類非常多，無論如何，建議您做了芳香浴之後，迅速入寢，將有一定的效用。方法是，請在浴缸中滴入以下的精油，然後，輕鬆愉快地浸泡。洋甘菊油二滴、杜松油二滴、玫瑰油四滴。在忍受一天的壓力之後，做這樣的芳香浴，也是很有效果。

◎脚浴、手浴、座浴

以上所叙述的，都是將全身浸泡於水中的芳香浴，但是，芳香浴的種類很多，也有只做身體一部分（手或腳）之浸泡的方式。

●脚浴 所謂的腳浴，是準備塑膠盆等，放入適溫的熱水，滴入精油之後，放入兩腳浸泡。可以使用洗臉盆或是塑膠桶。

患有足部多汗症，也就是腳底常常大量出汗，亦即所謂「汗腳」的人，夏天時，由於腳悶在鞋子裡，常發出臭味，令人感到困援。像這樣的人，可以在熱水中滴入土耳其粉紅花鼠尾草油三滴、絲柏油四滴、薰衣草油三滴，浸泡雙腳，大約十分鐘左右，會有很好的效果。水變溫了之後，可以再加入熱水。

感冒或患有流行性感冒時，滴入九層塔油五滴、黑胡椒油五滴，然後浸泡雙足。這時候，熱水可以放多一點，將腳從水桶到膝蓋之間，用毛毯包起來，使其不要受涼，然後，浸泡兩腳，大約十五到二十分鐘左右（圖15）。

●手浴 手時常出汗的人，使用方法和腳浴相同，將兩手浸泡在熱水裡，做手

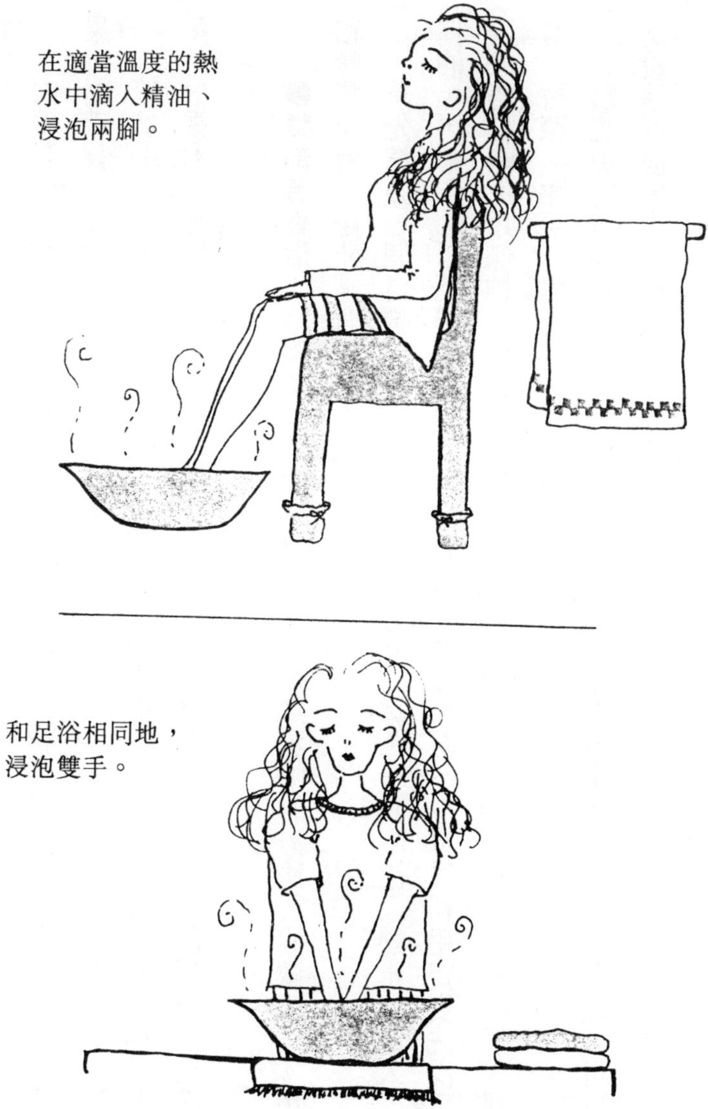
在適當溫度的熱
水中滴入精油、
浸泡兩腳。
和足浴相同地，
浸泡雙手。

圖15　足浴（上）手浴（下）

浴，便可以了。

由於有很多的反射點和穴道在手部，經由手浴，可以吸收精油，達到放鬆的效果，對手背的皮膚保養也很有助益。

於盆中放入熱水，滴入二到三滴精油，充分地浸泡雙手。手浴用之精油有天竺葵、檀香木、香馥草、薰衣草、橙花、迷迭香、萊姆、檸檬、胡蘿蔔子、玫瑰等（圖15）。

●腰部芳香浴　將腰部以下的部份，浸泡在熱水中的方法，叫做座浴。患有痔瘡和膀胱炎時，是非常有效的方法。

首先準備一個自腰部以下部位容納得下的盆缽，於其中注入熱水，滴入二至三滴精油，再將腰部以下浸泡其中，大約五到十分鐘左右（也可以利用寶寶洗澡用具）。治療痔瘡時使用側柏、杜松、天竺葵，而患有膀胱炎時則使用小茴香、番櫻桃、白千層、香菜、牛至、尤加利、松葉等精油。

膀胱炎的時候，滴五到六滴薰衣草油於浴缸中，座浴十五分鐘左右。可以像這樣反覆進行很多次，症狀會慢慢變好。

芳香療法　精油敷布的效用

◎敷布的方法和效用

敷布有兩種種類，一種是慢性疼痛時用的溫敷布，另一種則是急性疼痛、扭傷時所使用的冷敷布。對緩和疼痛、減輕腫痛、消炎等很有效的方法（圖16）。

溫敷布　在盆裡放入手可以浸泡之溫度的熱水，滴入四到五滴精油，將乾淨且吸水性佳的布折疊，浸泡在容器盆裡，等待敷布充分吸水之後扭乾，馬上敷貼患部。再於上面覆蓋上具有防水性的覆蓋物，這樣放置許久，敷布如果冷了就更換。

布的種類，使用可以經常清洗，以保持乾淨的手帕、綳帶、白巾等，覆蓋物則利用保鮮膜、或塑膠袋等，如果進一步想要有保溫效果的話，便於上方用毛巾等材質包裹起來。

冷敷布　於容器盆中放置冰塊及水，然後滴入精油四到五滴，水盡量使用冷的，效果比較好。將布浸濕、扭乾、敷貼於患部。敷布如果變溫了就更換。

果。

●使用溫敷布較佳的情況

牙齒有鈍痛感的時候，使用黃金菊的溫敷布，敷貼於兩頰，對於減輕疼痛很有效果。

耳朵疼痛時，使用含有薰衣草和黃金菊的溫敷布，有防止二次感染及緊急照料的效用。

患有關節炎的時候，使用黃金菊、薰衣草、迷迭香的溫敷布敷貼在關節上，然後，使關節部分活動，能去除瘀血。

月經疼痛時，使用有鎮靜作用的牛至、薰衣草、黃金菊的溫敷布，貼在下腹部，腰痛的時候，貼在腰部，會覺得很舒服。如果，敷布稍稍有一點涼了之後，就馬上更換。

顏面神經痛的時候，使用黃金菊、土耳其粉紅花鼠尾草、迷迭香、薰衣草、牛至等混和之後使用、或是交互使用，對減緩疼痛很有效果。對肌肉疼痛也很有效。

●使用冷敷布較佳的情況

頭痛時使用薰衣草、薄荷、迷迭香的敷布，貼在額頭、或是脖子後面，痛風的時候，就貼在大拇指的根部。扭傷或是網球肘的時候，也用相同的使用方法。

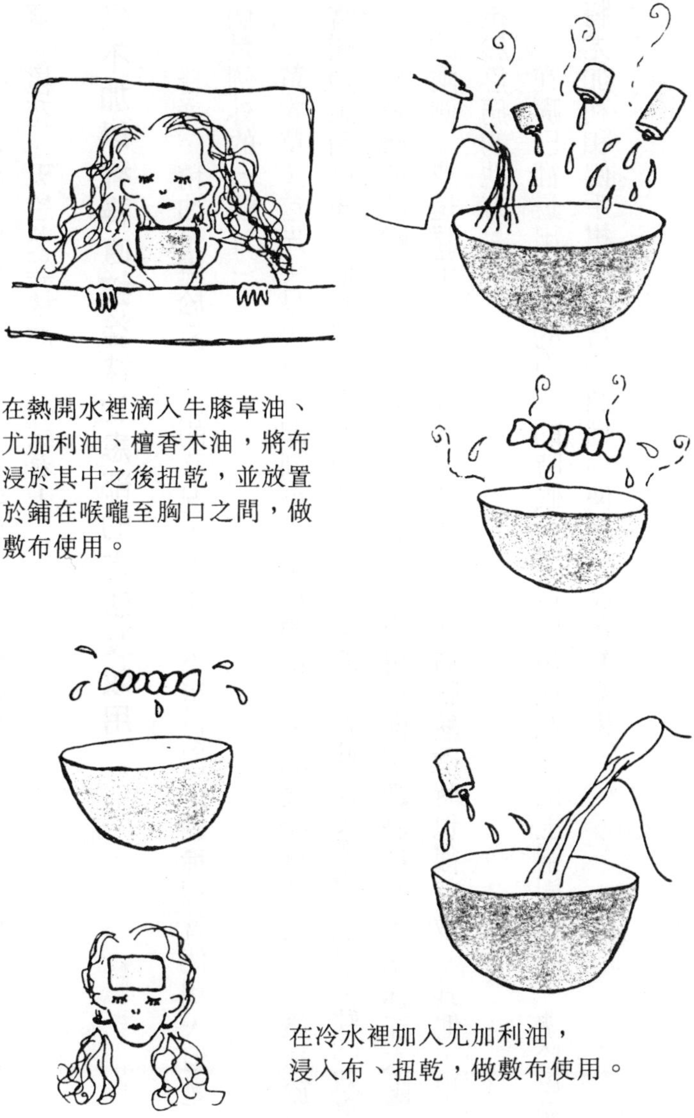
在熱開水裡滴入牛膝草油、
尤加利油、檀香木油，將布
浸於其中之後扭乾，並放置
於鋪在喉嚨至胸口之間，做
敷布使用。
在冷水裡加入尤加利油，
浸入布、扭乾，做敷布使用。

圖16　敷布

患有濕疹的時候，用冷敷布來敷貼，常常會轉好，小心謹慎地使用黃金菊、薰衣草、橙花、天竺葵等精油，試試看！

◎不加以稀釋直接塗抹於患部的方法及效用

普通，精油是處於濃縮後的狀況，所以，不可以沒經過稀釋就使用，但是，有幾個是例外的（圖17）。

薰衣草，首先，是火傷時即刻可以使用的精油，能直接滴於火傷，塗抹於患部。當開始感到疼痛或抽痛時，再度塗抹上薰衣草油，如此反覆多次，有很好的效果。

感冒時的咳嗽、發炎、頭痛、鼻炎等，也可以使用數滴精油，塗抹在太陽穴、鼻孔的兩側、或是脖子、耳後等處，脖子酸硬或肩膀酸硬時也很有效。其他，也可以擦拭於疼痛的地方。

在嘴巴裡長出單純的泡疹的時候，可以使用棉花棒沾上茶樹精油，塗於患部或者將尤加利和佛手柑，混合於酒精中使用，能達到效果。

燒傷時，將薰衣草油
直接塗抹於患部。

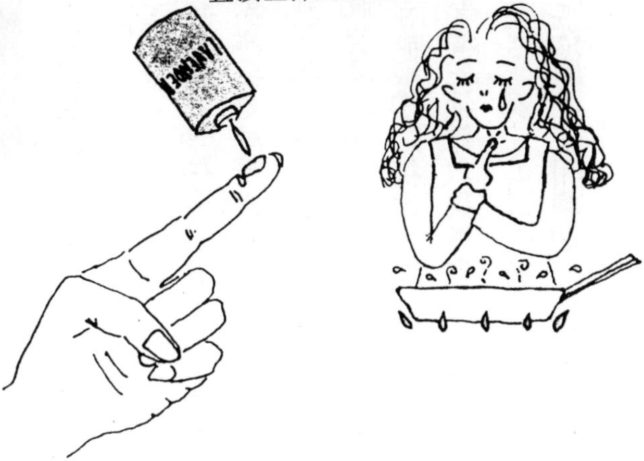

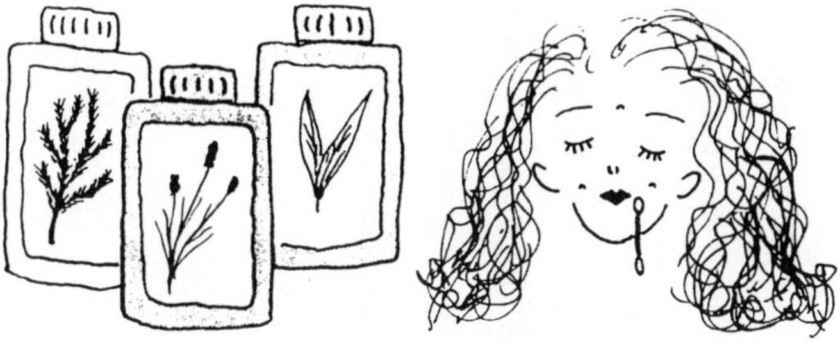

長疹子時，將棉花棒沾上尤加
利油或薰衣草油，輕輕的塗抹
在疹子尖頭上，有很好的效果。

圖17　塗抹法

芳香療法

精油按摩增進健康及美容

◎按摩

按摩是古今中外都在施行的自然健康療法之一。

按摩法是身體本身偉大的自然療法。

施行按摩法，為了能使靜脈的血路運行良好、排除瘀血，使新鮮的血液能在身體中自由循環，要將酸素和養分，順暢地通達所有器官和組織，同時，促進體細胞所產生的老舊廢物之排出。除此之外，也能使淋巴液在體內產生良好的循環。

能產生鎮靜效果和鬆弛效果。也是拯救現在我們大部份所煩惱的壓力和緊張的方法之一。

在按摩中使用精油，作為芳香按摩，能提高治療效果的二至三倍。

◎芳香按摩的方法及效用

芳香按摩法是將精油導入體內最有效的方法，是非常重要的芳香療法。

芳香按摩法是使用芳香精油來施行的按摩法。使用香油，透過指頭的流暢滑動，爲使精油容易爲皮膚所吸收，必須將精油稀釋。具有這樣功用的油通常稱做基底油（carrier oil, base oil），使用良質的植物油，經由冷壓法所榨取的最爲理想。如果採用甜杏仁、葡萄子、杏仁、玉米、榛果、向日葵、花生、番紅花、大豆等油類，便以百分之百的狀態來使用。若是採用荷荷芭、橄欖、胡蘿蔔、晚櫻草、芝麻、甜菜醬等油類，以百分之五到十的稀釋來使用。

特別是甜菜醬油是天然的防止氧化劑，能防止其他油類的氧化。氧化之後的油類會產生反效果，因此，不可使用。因爲，一接觸到空氣就會氧化，所以，一次不要作太多的按摩油，請務必注意。

植物性油有如前所述的功能之外，也可以依治療目的（例如乾性肌膚、油性肌膚、老化肌膚、敏感肌膚等）來選擇按摩油。

◎身體按摩油的製作方法

基底油五毫升（記量湯匙一小匙）中，加上精油一到三滴（依體格及體質調節）來製作。

按摩施行的空間，必須在露出身體也不覺得寒冷的適當溫度下，且要有配合按摩者可以輕鬆施行按摩之高度的床鋪。同時，最好有能讓人集中精神施行按摩的個室。

◎芳香按摩便是油壓按摩

在芳香健康法中按摩法是非常重要的技術。

通常在日本做按摩的時候，是採用在肌膚上什麼都沒有塗抹的方式來進行按摩，但是，在做芳香按摩的時候，便在皮膚上使用植物油，進行油壓按摩。因此，手在肌膚上便容易滑動，在身體上也能輕鬆的滑動，而施行按摩。

所使用的植物油，以沒有加入香料的爲限。甜杏仁油、紅花油、大豆油、橄欖油等都可以使用，但是，如果沒有的話，用手邊的沙拉油、或烹飪油類也是可以。在這些植物油中，加入相當少許的適當精油，加以混和，來進行按摩。

在按摩用植物油中，加入適當的精油，而加以混和，其中，比例以植物油百分之二左右來做混和。例如，使用植物油九十八毫升的話，便混合上二毫升的精油。簡單的說，就是一百毫升植物油中，混合入二毫升精油。

這種按摩用的植物油就叫做基底油。大量準備基底油的時候，混合上百分之五到十的小麥胚芽油於基底油中，就能長期保存。植物油有容易氧化的缺點，氧化了之後會產生不愉快的氣味，不能使用於按摩中。小麥胚芽油含有大量的維他命E，是最天然的防止氧化劑。

基底油中可以加入各種精油做種種組合。至於如何選擇精油，就要依按摩的目的來更替使用。

施行按摩的房間，以被按摩者不穿上衣物也不會覺得寒冷，有充分溫暖的地方，最為重要。如果有按摩專用的按摩床是最好不過的，若是沒有的話也不要緊，用普通的床鋪就可以了。或是在長桌子上敷上毛毯之類，代替床鋪來使用也是可以。

◎背部按摩是最佳按摩

施行全身按摩的時候，如果，想要使一定量的精油為身體所吸收時，在有著廣大面積的背部中，施行按摩是最有效果的（圖18）。

●做按摩時或被按摩時應注意事項

①按摩者要將指甲剪短、兩手溫熱。

②為避免按摩者的頭髮干擾到被按摩者，按摩者應將頭髮梳理整潔，並紮起來。

③在手邊放置按摩毛巾、紙巾、面紙、浴墊等。

④按摩者應將首飾等裝飾品、手錶卸去。

⑤將房間調整到令人舒適的溫度，燈光也要注意、並調整。

⑥按摩者不要塗抹有強濃香味的整髮劑、古龍水、香水等，並節制有強烈濃味的飲食。

⑦避免為噪音、或人們的注意所干擾，而使按摩中斷的環境中進行。

⑧選擇經驗豐富、受過按摩訓練、且性格溫和的芳香按摩師。

⑨被按摩者要信賴按摩者。

●按摩之手法

①被按摩者要將上半身的衣服卸去（輕擦法），俯臥在鋪有床單的床上，將手放置於額頭下方，或是放置折疊後的毛巾，達到全身放鬆的姿勢。

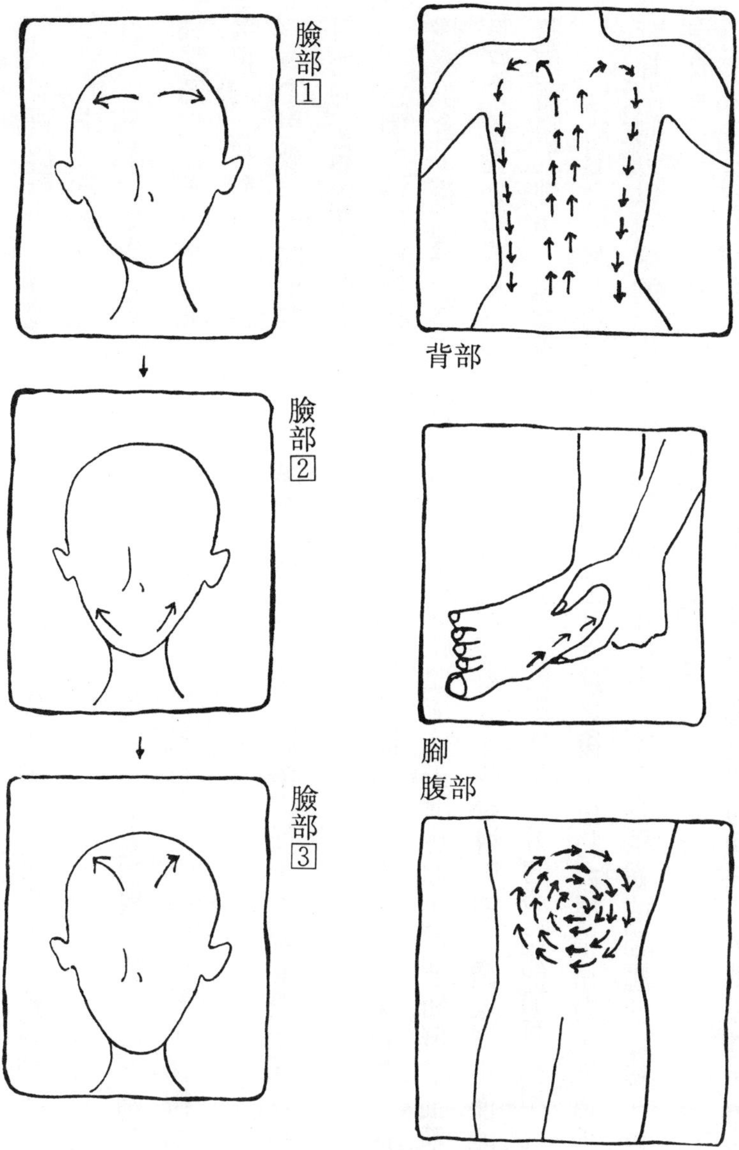

圖18　各個部位之按摩法（箭頭）

②將按摩油放置於手上，溫熱了之後，雙手合掌摩擦，再用兩手輕輕地，在背上均勻地抹上按摩油。

③將兩手放置在腰部上之背骨的兩側，手掌向下，指尖朝肩膀的方向。兩手順暢且緊密地沿著脊椎兩側向上滑，直到頂端，然後朝左右肩甲骨兩側分開，保持原來手勢再向上移動，回到原出發點。

④用紙巾或面紙輕壓背部，吸取多餘的油脂。將浴巾從上面輕輕蓋上，保持原來俯臥的姿勢，讓按摩者好好休息一下。

這個方法叫做輕擦法，使用手掌和指尖，做表面的輕輕擦拭，如果再加上深部的輕擦組合，將因爲能達到放鬆效果、改善靜脈血流、去除瘀血，而使新鮮之血液循環良好、營養分能普及全身。能促進老舊廢物的吸取、改善淋巴液之循環。不僅能促進體內器官之健康，也有鎮靜、弛緩作用，對神經和身體疲勞的消除都很有效用。

以此配合按摩者的選擇，進行五到十五分鐘之後，再將大拇指用力，緩慢地按摩背骨兩側，以同樣的動作反覆再回到出發點。再一次進行柔緩的輕壓法之後，就結束完成。

⑤被按摩者暫時休息之後，在自己家中或環境允許的情況下，就這樣保持良好的

情緒之後直接入睡，也沒有關係。按摩之後，不要馬上泡浴或淋浴，至少保持原狀大約五個小時。無論如何還是覺得不舒服的情形下，可以輕輕地沖洗。

◎按摩的處方

基底油三十毫升對精油六滴。

●壓力過大　・佛手柑二、牛至二、橙花一、檀香木一滴。

・九層塔一、杜松二、薰衣草二、伊蘭伊蘭一滴。

●背部疼痛　・迷迭香二、牛至二、鼠尾草二滴。

・薰衣草二、尤加利二、薑二。

・薄荷二、迷迭香二、九層塔二。

●宿醉　・茴香二、杜松二、迷迭香一、鼠尾草一滴。

●炎症　・茶樹一、迷迭香一、尤加利一、百里香一滴。

●感冒　・檸檬二、尤加利二、迷迭香二滴。

・百里香一、茶樹二、尤加利一、檸檬二滴。

●咳嗽　・尤加利三、百里香三滴。

●流行性感冒　•茶樹三、尤加利三滴。

●腰痛　•薄荷二、迷迭香三、黃金菊一滴。

●神經痛　•薰衣草三、黃金菊二、丁香一滴。

●睡眠　•香馥草一、橙花一、土耳其粉紅花鼠尾草一、香薑草二、天竺葵一滴。

●肥胖　•迷迭香二、天竺葵一、佛手柑一、杜松二滴。

•土耳其粉紅花鼠尾草四、天竺葵二滴。

●肌肉痛　•尤加利二、杜松二、薰衣草二滴。

•牛至二、百里香二、鼠尾草二滴。

●高血壓　•土耳其粉紅花鼠尾草二、薰衣草二、伊蘭伊蘭二滴。

●肌膚鬆弛　•香馥草二、乳香二、沒藥樹二滴。

•香茅二、松二、鼠尾草二滴。

●胃痛　•佛手柑二、黃金菊二、薰衣草二滴。

●胃腸炎　•香茅二、薰衣草二、黃金菊二滴。

●肝臟　•迷迭香二、檸檬二、百里香二滴。

・杜松二、迷迭香二、黃金菊二滴。

●**低血壓**　・迷迭香四、鼠尾草二滴。

◎其他的按摩種類（稀釋度合計百分之一）

●**頭部的按摩**　治療偏頭痛和頭痛，最具代表性的精油爲，薰衣草、薄荷、迷迭香等。薰衣草使用時不需要稀釋，直接滴二到三滴於手上，塗抹在太陽穴或是頸後。使用薄荷或迷迭香，用基底油來稀釋。三種精油做組合也會很有效果。因副鼻竇炎而頭痛時，可使用迷迭香、天竺葵、尤加利。

●**頭部的按摩**　治療偏頭痛和頭痛，最具代表性的精油爲，薰衣草、薄荷、迷迭香等。薰衣草使用時不需要稀釋，直接滴二到三滴於手上，塗抹在太陽穴或是頸後。使用薄荷或迷迭香，用基底油來稀釋。三種精油做組合也會很有效果。因副鼻竇炎而頭痛時，可使用迷迭香、天竺葵、尤加利、薄荷等之混和，用基底油來稀釋，以指尖和指頭來按摩。

●**脖子的按摩法**　從事體操、潛水、賽車等激烈的運動之後，所引起的脖子疼痛，可以用冰袋放置於頸部周圍，十五分鐘之後，再使用精油、薑、迷迭香、黑胡椒、薄荷等用基底油稀釋，從頸部骨頭兩側朝向頭皮的根部，經過頸子的兩側，以輕壓法來按摩。

●**肩部的按摩法**　作激烈的運動、拳擊、投球等，而造成肌腱或肌肉疼痛時，先十分鐘冷卻之後，進行二日的溫敷，之後，將薑、黃金菊、肉荳蔻等精油，用基底油稀釋，施行一至三回。從肩膀到連接手臂的周遭，進行圓形的輕壓法。

●**手臂的按摩法**　舉重、投球、激烈運動、男性舞蹈等之後，由於激烈使用臂力之後，造成手臂連接處、手臂下方的疼痛。將薑、黑胡椒、肉荳蔻，以基底油稀釋，朝手臂的下方，對脂肪肌肉的周邊進行輕壓法和壓迫法。

所謂壓迫法，便是稍微用力抓起一部分肌肉，或是肌肉群，瞬間一抓緊一圓揉，然後離開，配合這樣的動作，另一隻手也在鄰近的部位反覆做相同的動作。施行壓迫法的時候，能促進血液循環，加速老舊廢物的排出，並有消除疲勞的效果。同時也刺激皮膚、皮膚深層、和表面組織，使機能活性化。最後，達到揉散結合組織中積聚之脂肪的效果。

●**腹部的按摩法**　從事伸展運動、投球、舞蹈、跳躍、激烈運動、投擲鐵餅、投擲標槍等運動，而造成腹壁疼痛的時候，快速使其冷卻，之後，隔天，使用迷迭香之溫敷布，一天反覆使用約三次左右。再將薑和百里香用基底油稀釋，以順時針的方向，作劃圓形般，施行輕壓法。

●脛骨和小腿的按摩法　從事舞蹈、慢跑、跳躍、滑雪、賽跑等運動，而造成疼痛的腳，使用迷迭香、尤加利、胡椒薄荷等，以基底油稀釋。而小腿方面則使用薑、丁香、肉荳蔻、黃金菊等，以基底油來稀釋。兩者皆可同時採用輕壓法或按摩法。但是，靜脈疼痛的部位則不適合。

●足部按摩法　從事登山、慢砲、馬拉松、站立性質的工作等活動，而使足部造成疲勞，此時，使用脛部所使用的按摩精油，從腳尖到腳跟、從足尖到腳踝，以拇指在指頭及指頭之間，朝腳踝的方向作輕壓法。也可以使用反射療法。

●憂鬱症候群按摩法　顯示月經來之前的前兆，有各種的類型。對於意氣消沈型，可以使用保加利亞玫瑰、土耳其粉紅花鼠尾草、佛手柑、天竺葵、肉荳蔻、摩洛哥玫瑰等。至於有容易發怒傾向的類型，則使用佛手柑、羅馬黃金菊、天竺葵、肉荳蔻、土耳其粉紅花鼠尾草等，以基底油來稀釋，從脛部的地方，通過腹部，朝下腹部，施行輕壓法。

●臉部按摩法　眼睛疲勞、頭痛、副鼻竇炎、鼻子感冒等的時候，施行按摩法很有效果。由於看電視、電腦、文書處理機等，所引起的眼睛疲勞、頭痛等，以日耳曼黃金菊精油一滴，五毫升的基底油來稀釋，取少量於手上，兩手摩擦，薄薄地塗抹於額頭、太陽穴、臉部全體，再於眉間、顴骨、鼻子、臉等部位做按摩。此種混和油，在鼻子感冒的時候也可以使用。

◎護膚用芳香油

使用精油來做護膚是芳香療法最具代表性的項目。是將傳統性的臉部護膚保養中，進行按摩的方法。依照自己的目的選擇精油，以基底油稀釋作爲保養油，在清潔後的臉部、頸部、頭皮、肩膀等處，施行按摩法，精油從皮膚被吸收。

如果必要的話，將精油加在其他的基材上，做面膜材料，施行敷臉。之後，以加入精油的基材，做調理肌膚的調理化妝水，再使用添加了精油的保濕霜，作保濕處理。像這樣的程序，是最基礎的。但是，可以依照肌膚的性質，而變化精油的使用方法。

例如，將精油作爲蒸氣吸入的要領是，加於熱開水中，使蒸氣能籠罩整體臉部的範圍作蒸臉，因爲直到皮膚的深層都能做徹底清潔，且能調整皮膚的內分泌，因此，對油性肌膚的人特別有效果。臉部按摩法、臉部三溫暖，是夜晚卸妝之後，輕緩施行，因爲夜晚新陳代謝旺盛，所以在睡眠中能給予良好的影響。由於皮膚和神經有密切的關係，因此以緩和的情緒來施行較好。同時信任專業的芳香治療師，做橫向的按摩，放輕鬆的效果也會倍增。

●乾性肌膚　年輕的時候，每個人都有非常細膩的肌膚，但是，一旦隨著年齡的增加，皺紋也就容易產生。從黃金菊、茉莉、橙花、玫瑰、天竺葵、薰衣草、檀香木等精油中，選取三滴，加入甜杏仁油十五毫升，作爲按摩油（脫水性肌膚也採取同樣的方法）。

●油性肌膚　由於皮膚分泌過多，形成臉部油膩、泛光，並且容易長出青春痘及疹子。可以說是青春的象徵，但是，在多愁善感、感情豐富的年紀時，旺盛的皮膚分泌，實是煩惱的種子。

只是過了短暫的青春期，仍然爲油脂性肌膚而煩惱的人，仍是很多。有調節皮膚分泌作用的精油，有檀香木、天竺葵等，而有減少皮膚分泌之效果的精油，有佛手柑等。將這些精油合計選取三滴，加入十五毫升的葡萄子油中，作爲按摩油。

●敏感性肌膚　顏色細白又有透明感之肌膚，對溫差的抵抗力較弱，且反應非常敏感，因此常產生種種問題。

選擇精油、和使用場合，都要愼重地施行，一定要經過皮膚檢定測試之後，才能使用。穩定且溫和的精油，有玫瑰、黃金菊、橙花等。一滴精油加入十毫升的葡萄子油中，作爲按摩油。

●皺紋肌膚　老化肌膚的副產物之一，就是皺紋。在皺紋尙未出現之前，施行按摩，能有效地預防皺紋。乳香、橙花是自古以來，就被使用於護膚保養之精油。以合計三滴，加於酪梨油十毫升、胡蘿蔔子油二點五毫升中，作爲按摩油。做臉部按摩時，要以十分輕柔的方式來做按摩。配合頭皮按摩來進行，能吸收大量的氧分，對皮膚下肌肉之正常化很有助益。

●看得見毛細血管的肌膚　在皮膚下之微細血管，於臉部顯得特別醒目。要恢復血管的自然彈性，可以使用黃金菊、黑胡椒、杜松、牛至、迷迭香等，合計三滴，加於十五毫升甜杏仁油中，作爲按摩油，以非常輕柔的方式，每天持續按摩，大約半年之後，就能恢復。同時要避免蒸臉、和刺激性食物的攝取。

●老化肌膚　和皺紋肌膚同樣地，隨著年齡的增加，會失去彈性和光澤。有促進細胞更新成長作用的精油，沒藥草、乳香、薰衣草、玫瑰、胡蘿蔔子、香薑草、香馥草、橘子等，合計使用三滴，加於十五毫升的甜杏仁油中，作爲按摩油。

◎肌膚活力之再現

●**調理**　刺激循環、排除油質、調節毛細孔、調整肌膚的狀況、爲增強肌膚之強壯劑。

普通肌膚——乾性肌膚。玫瑰水一百毫升、檀香木一、香薑草一滴。

普通肌膚——油性肌膚。柳橙水一百毫升、橙花一、柳橙一滴。

普通肌膚——敏感性肌膚。黃金菊一百毫升、日耳曼黃金菊一滴。

●**收斂**　有增強刺激、收斂肌膚的作用。

一般用金縷梅水二十五毫升、柳橙水七十五毫升、蘋果醋一小匙、杜松二、萊姆一、葡萄柚一滴。

刺激用金縷梅水二十五毫升、玫瑰水七十五毫升、蘋果醋一小匙、九層塔二、胡椒薄荷一、日耳曼黃金菊一滴。

將以上的配方裝入瓶中，充分搖動，放置一天，以過濾紙過濾，然後再度放回瓶中，貼上標籤，放置於冷藏庫保存（可以放置一星期）。

◎護髮處方

頭髮為死去的物質，因此，使用精油之芳香療法來提升效果較為困難，但是，隨著改善生長毛髮的頭皮，能給予毛髮良好的影響。

●迷迭香的護髮調理　高濃度伏特加一百毫升、加上五毫升迷迭香、作為按摩頭皮用的護髮劑。

●頭皮屑處理法　混和荷荷芭油十五、液來香十五、胡蘿蔔油五、絲柏五滴，沾於指尖上，按摩頭皮。

油性洗髮劑——無香味洗髮劑一百毫升、迷迭香三、九層塔一、檸檬十五、絲柏二滴，使其攪拌充分混和，使用之前要充分搖動。

落髮用洗髮劑——無香味洗髮劑一百毫升、荷荷芭油四、黃金菊二、香薑草三滴。

落髮用護髮劑——可可亞奶油十二公克、杏仁油三十毫升、土耳其粉紅花鼠尾草五滴，攪拌混和，洗髮之前塗抹於髮上，以毛巾覆蓋，約十分鐘之後沖洗乾淨。

第四章
使用花草青春永駐

健康美

保持美麗肌膚的蒸臉法及敷臉

◎花草蒸臉法

●花草蒸臉法 和藥草浴相同，保持肌膚之美有很大效果之自然美。

清潔法是以清潔油或清潔霜除去肌膚之污垢後，以清潔皀來洗臉（沒有化妝的人只需要後者即可），但是，如果一個月再使用一至二次有清潔作用的敷臉劑，或是加上蒸臉，則更能達到效果。蒸臉爲在家庭中簡單可以達成的方法，利用睡前的一小片刻，一邊聽音樂，一邊做快樂的蒸臉吧！

花草蒸臉法，對以普通的清潔法難以除去之毛細孔中的污垢、及除去堆積於細胞內的老舊物質，非常有效果。同時，能活化毛細血管之機能，因此，能將養分運送到皮膚最末端的組織。

在美容沙龍有替顧客施行蒸臉法，市面上也有販賣器具，因此，說不定很多人有蒸臉的經驗。雖然只將蒸氣蒸吹到臉上也有效果，但是，如果使用花草蒸臉法，將會有加倍的效果。

同時，花草本身含有有益肌膚的成分，因此，能帶給肌膚彈性、清潔、及滋潤，同樣也吸入香氣，心情爲之清爽，鼻塞的時候等，也同樣能發揮吸入器的效果。

●花草蒸臉之美容法　首先，利用保溫瓶燒開水的時間，使用珐瑯、玻璃、不鏽鋼等鍋器、或是盆缽，然後，選擇適合肌膚之花草，放置於洗臉器中，如果是乾花草的話四大匙、新鮮花草的話一把、若是花草茶包，則使用三袋左右。頭髮可以束成馬尾、用毛巾包裹、或是用寬幅的髮帶使前額的流海不要造成困擾。爲了防止蒸氣沒有發揮到功效就逃逸，所以一定要準備浴巾。

其次，如果沒有化妝的話，使用普通清潔皀即可，但是若有上妝的話，就要用清潔油、清潔霜來卸妝之後，再用清潔皀洗臉。

熱水沸騰了之後立刻注入容器中。再將臉上置於熱水的正上方，確定一下溫度不要過高，適當的話，就保持原狀，用浴巾將頭部和容器全部覆蓋，並且閉上眼睛。這時，坐在椅子上或是坐在地板上都可以，但是因爲臉部要朝下的關係，因此，不要採用勉強而不自然的姿勢，可以利用椅墊來調節高度。

剛開始的時候，一次大約可以蒸個五分鐘左右，雖然說持續蒸大約十分鐘左右對肌膚效果較好，但常常會喘不過氣來，因此，中途有點小休息也沒有關係。由於溫度會漸漸下降，所以水溫變涼的時候，可以用口吹水，或者再加熱水，都會達到溫度上升的效果。

●**蒸臉法結束的時候**　用面紙輕壓臉部，將水吸乾，再用溫水清洗臉部，然後，用玫瑰水或是化妝水輕敷，之後，塗抹上保濕霜。做完以上的程序之後直接入睡，更能增加效果。

由於夜晚的時間肌膚新陳代謝旺盛，因此，儘可能的在夜晚就寢前施行花草蒸臉法。同時，在寒冷等的時候，施行花草蒸臉法之後，不要馬上到寒冷的室外，或是別的房間，因爲，好不容易才溫暖起來的肌膚，接觸到較冷的溫度會嚇一大跳的。

施行花草蒸臉法的次數因膚質而有不同，油性肌膚和正常肌膚的人，一個月可以施行二到四次，乾性肌膚和敏感性肌膚的人，則一個月可以嘗試一次左右，之後，再視自己肌膚的狀況而增加次數。

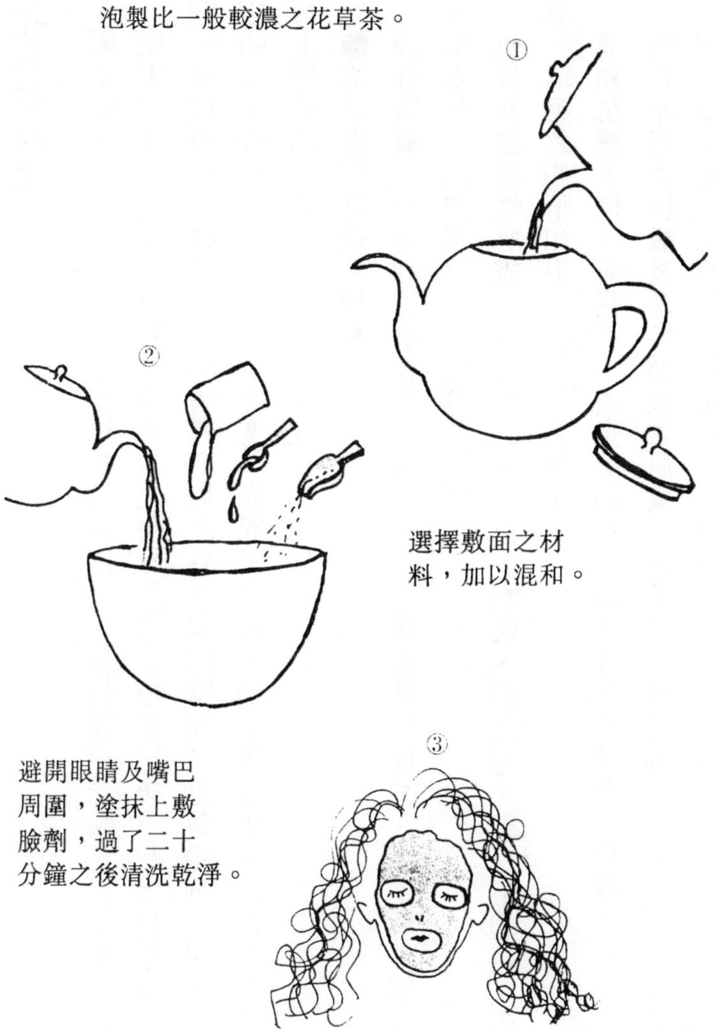
泡製比一般較濃之花草茶。
①
②
選擇敷面之材料，加以混和。
③
避開眼睛及嘴巴周圍，塗抹上敷臉劑，過了二十分鐘之後清洗乾淨。

圖19　敷臉

◎花草敷臉法

藥草敷臉法，要在時間很寬裕的時候作。在施行花草蒸臉法之後作，是最有效果的。如果沒辦法達到的時候，首先，先將臉部清潔乾淨之後，敷上熱毛巾，使毛細孔張開，再做敷臉。除了眼睛和嘴唇四周之外，整個臉部塗上敷臉劑。閉上眼睛，悠閒地橫躺二十分鐘左右，用溫水沖洗。完成了之後，拍上玫瑰水、或是花草化妝水，再塗抹上保濕露、或保濕霜（圖十九）。

●依肌膚別之花草種類

油性肌膚—康福利的根和葉、萬壽菊花、茴香葉和種子、鼠尾草、胡椒薄荷、木賊、薰衣草、西洋蓍草、羽扇豆的種子。

乾性及敏感性肌膚—玻璃苣的葉和花、酸模、石蓮花、三色菫的花、荷蘭芹、斗蓬草、草芙蓉的葉和根、錦葵的葉和花。

混和肌膚—樟、康富利、黃金菊的花、迷迭香、百里香、玫瑰。

氣色不好之肌膚及滿臉皺紋之肌膚—雛菊花、甘菊根、蒲公英的葉、漆草的葉和花、西洋接骨木、艾菊的花和葉、香馬鞭草。

普通肌膚—蘋果薄荷、康富利的根葉、香蜂草、菩提樹花、西洋櫻草花、綠葉薄荷。

●基本面膜的作法

將新鮮的花草搗成泥狀，或是將新鮮花草或乾花草，加上少量的水或牛奶，煮成濃稠的濃縮液，也可使用泡得較濃的花草茶。以上的方法都可以，但是，還要從優格、酸性白土、高嶺土、蜂蜜、植物油、雞蛋、燕麥片、玉米粉、杏仁粉等材料中，選取其他的敷面材料，充分混和後，加以使用。

增加活性面膜（普通肌膚用）—小麥培芽油三大匙中加入蜂蜜一大匙、和斗蓬草的濃花草茶（一大匙斗蓬草，注入一百五十毫升熱開水，放涼待用），完全混和了之後塗在臉上，這樣保持二十分鐘後，先以溫水沖洗，再用冷水沖洗，用毛巾輕壓吸乾水分之後，塗抹上保濕霜。

錦葵、雞蛋和蜂蜜之面膜（乾性肌膚用）—將雞蛋黃一個和一大匙蜂蜜充分攪拌、錦葵根的濃浸出液（錦葵根二十五公克，注入一杯水，放置二十四小時）混和一起，滑稠均勻了之後，塗抹於臉上，約十五到二十分鐘，然後用溫水洗淨，並用毛巾輕壓，吸去水分，再塗抹上保濕霜。

鼠尾草及牛奶面膜（油性肌膚用）——一大匙鼠尾草濃浸出液（二大匙切碎之鼠尾草，注入一杯熱開水，放置十五分鐘）和牛奶兩大匙，加上少量明礬（一撮左右），充分均勻攪拌之後塗抹於臉上，約十分鐘後，以溫水洗淨，用毛巾輕壓之後，塗上保濕霜。

◎花草清潔及調理

康富利之清潔油（乾性肌膚用）—準備一個容量四百毫升的廣口瓶，於其中塞入你所能塞的康富利葉。在上方注入沙拉油、或是一杯半的葵花油，蓋上蓋子，充分搖動瓶子，放置於溫暖的場所，經過三個星期之後，過濾，把葉子捨棄，以棉花沾取康富利油，做臉部清潔油使用。

迷迭香之清潔霜（油性肌膚用）—品質優良無香味、或是含有少許香味的清潔霜一百公克，以非常小的火隔水加熱，再加上乾迷迭香一小匙，充分攪拌混和。然後裝回瓶中，蓋上蓋子，放置保存。

青春痘專用之調理水—將薰衣草十五公克、香茅十五公克、百里香十五公克，裝入珐瑯鍋中，注入二杯半熱水，煮五分鐘後，蓋上鍋蓋，熄火。涼了之後，以二到三

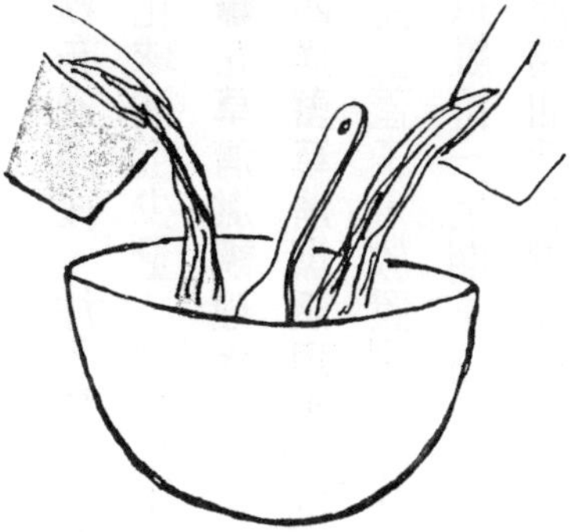

加入萬壽菊之花草茶五大匙、和二分之一小匙硼酸，加熱溶解。

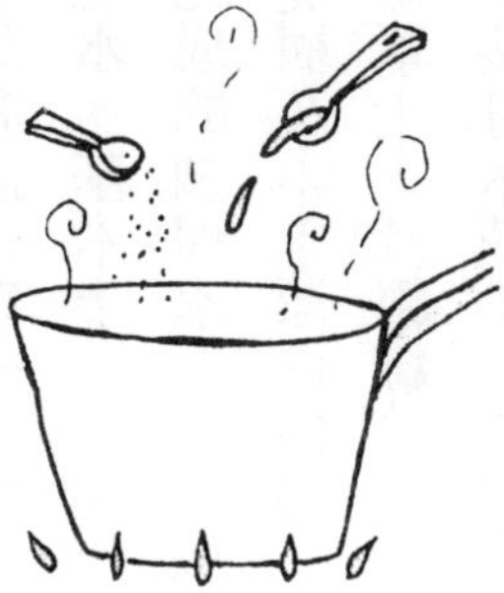

將兩者熄火之後，一些些地混和，充分攪拌至產生黏性之後，使之冷卻

將密蠟、綿羊油和沙拉油放置鍋中，隔水加熱。

打開兩顆小麥胚芽油膠囊，加入混和。

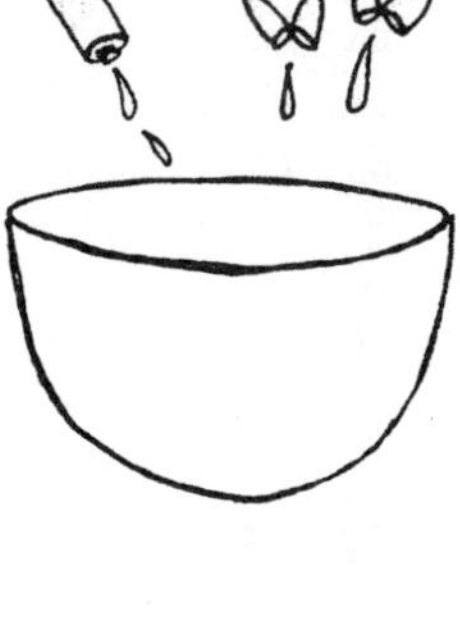

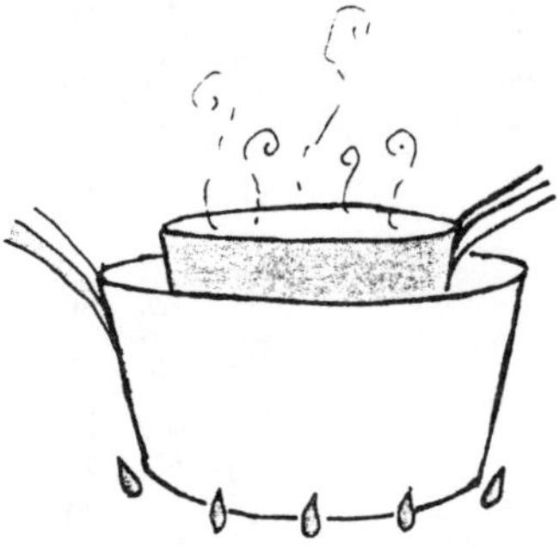

圖20　萬壽菊之營養霜

層的紗布過濾後，注入乾淨的瓶子裡，放置冷藏庫中保存。必要的時候，洗臉之後，以棉花球沾上少量，塗在長出青春痘的地方，有很好的效果。

●花草清潔調理水

西洋蓍草清潔調理水（擦拭用）—西羊蓍草滿滿三小匙，注入一百五十毫升熱開水，蓋上蓋子，放置到冷卻爲止。過濾之後，注入瓶中，蓋上蓋子，放入冷藏庫保存（可以維持一星期左右）。

此爲油性肌膚專用，但是，花草的種類以斗蓬草、香蜂草、菩提樹花等來代替的話，可以做其他類型肌膚的清潔調理水。

花草肌膚活化劑（肌膚調理水）—花草浸出液（花草茶）直接使用便可以成爲新鮮的調理水。基本上一小匙乾花草，對一杯熱開水，與花草茶的作法相同，所以非常簡單。完成的調理水。皆可放置於冷藏庫保存，至少在一星期之內可以使用。

菩提樹花——漂白作用、減輕皺紋、促進循環。

香蜂草——減輕皺紋。

西洋接骨木花——柔化肌膚、增白、減輕褐斑。

斗蓬草——對張開之毛細孔、及減輕雀斑有益。

茴香——減輕皺紋。

地榆葉——柔化肌膚、促進肌膚細膩。

錦葵——有效消除傷痕。

西洋蓍草——對油性肌膚特別有益、對臉上浮出之靜脈有益。

香芹——延緩皺紋出現。

萬壽菊——減少張開的毛細孔、補充營養、對和疹子有益。

鼠尾草——對毛細孔過大和油性肌膚有益、比其他花草較具有收斂性。

蒲公英——對減少臉上靜脈的浮出有幫助。

健康美　創造充滿魅力之身體

◎花草護唇法（圖21）

蜂蜜及花草水的護唇法　蜂蜜四大匙加入鍋中加熱，蜂蜜的顏色澄清了之後，在沸騰之前熄火。加上薰衣草水（玫瑰水、西洋接骨木水也可以）一大匙，充分攪拌之後，就完成了！睡覺前塗在嘴唇上，保護乾燥的雙唇。

◎花草護手法

玫瑰水護手霜　在容器中一起加入矢車菊二大匙、玫瑰水四大匙。另於其他鍋中加入玫瑰水四大匙、甘由二大匙，再加入剛才浸泡的康富利玫瑰水、和二分之一顆檸檬汁，充分攪拌。

製成泥狀了之後，熄火，放入容器中，冷卻了之後，蓋上蓋子，保存起來。

西洋接骨木花護手水　西洋接骨木花二分之一杯，加上一大匙土耳其粉紅花鼠尾

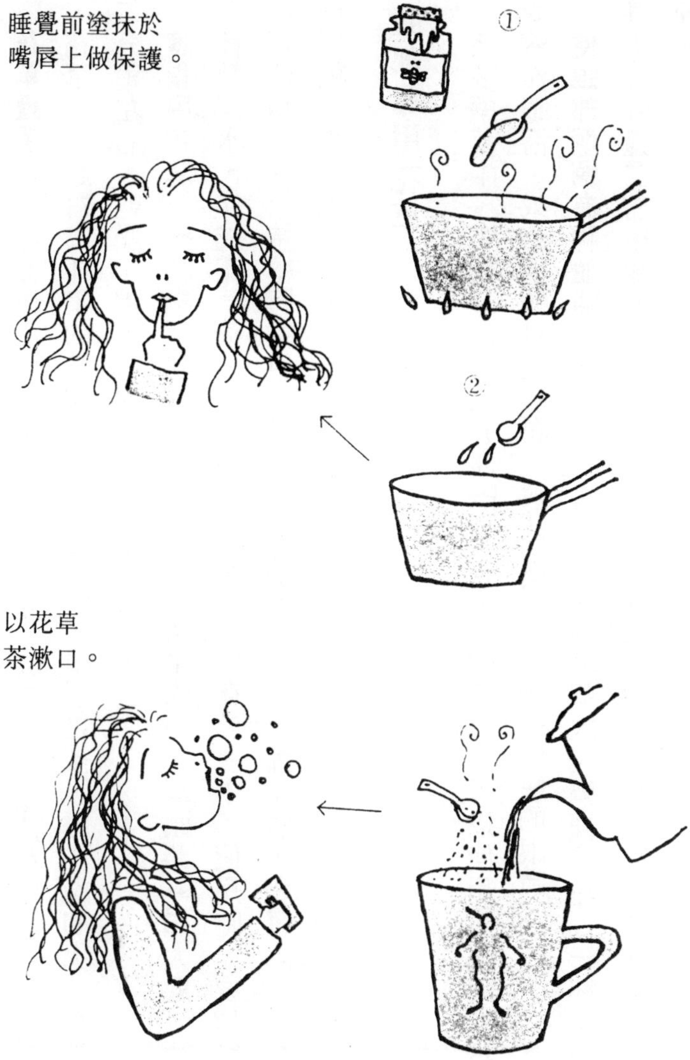
睡覺前塗抹於
嘴唇上做保護。
①
②
以花草
茶漱口。

圖21　護唇、漱口

草，放入瓶中保存。

花草護手乳　從斗蓬草、茴香、萬壽菊花、草芙蓉、康富利、黃金菊等選取一種，花草二大匙對二杯半的熱開水，注入其中。冷了之後，將洗過的水浸泡其中，大約二分鐘左右。乾燥、皸裂、凍傷的手都很有效。

護指甲花草　（護指調理水）木賊（不可使用問荊、筆頭菜）二大匙，注入三分之二杯熱開水，作成花草茶。冷了之後，過濾，保存於瓶中。使用時，要稍微溫熱了之後再使用。每天持續將指甲浸於溫熱的橄欖油中五分鐘左右，和每隔一日持續使用之前所做的指甲調理水，能強化指甲。

◎眼部專用花草

衆多藥草中，有鎭靜疲勞及充血眼睛之效用的花草。可以使用對眼睛有益的花草抽取液作眼浴，或將棉花浸成敷布，敷貼兩眼，以保持健康的眼睛。

使眼部炯炯有神並強化之方法　將一大匙小米草放入鍋裡，注入一杯牛奶，用小火煮十五分鐘左右冷卻。將棉花球或化妝棉浸泡其中，橫躺下來，放在眼睛上面十五分鐘。

減輕眼尾紋之方法　從玫瑰花托、香馬鞭草、西洋接骨木花等花草之中，選取一種，二大匙花草茶，注入熱開水二杯，蓋上蓋子後冷卻。使用時，將棉花球浸入其中，放在眼睛上方，橫躺十五分鐘。

◎花草足部護理

腳的味道讓你覺得不愉快了嗎？防止腳臭，最最重要的條件就是要保持清潔。雖然如此，如果還是覺得擔心的話，可以作個使用有防止腳臭功效的花草（當歸、苜蓿、白柳）的抽取液所製成之腳浴，很有效果唷！

消除疲勞的腳浴　疲勞的腳、因鞋子而變形的腳指尖、鞋子所造成的摩擦等，做個花草腳浴，有很好的效果。西洋接骨木、松葉、迷迭香、鼠尾草、艾、蕁麻、西洋蓍草、胡椒薄荷等花草中任選，乾花草的話三大匙，新鮮花草則一撮，放置於容器中，注入熱水，以能浸泡到腳的程度，泡個熱腳浴。

專治香港脚之花草脚浴　紅苜蓿、鼠尾草、萬壽菊花、龍牙草等，各三十公克，加入三公升水、二大匙蘋果醋，充分混和。

◎以花草消除口臭

花草漱口水　在此介紹自製使用花草作成的漱口水。新鮮迷迭香葉十五公克中，注入二杯熱開水，大約十分鐘左右，使之抽離、過濾之後，放置於玻璃杯中。一杯可以三日飲用。香馬鞭草的抽提液（花草茶），不僅有調整呼吸之效用，也可補助口腔牙齒的衛生效果。薰衣草和錦葵的抽提液，皆有防腐效果。同時，可在一杯中滴入三滴沒藥酊，則效果更強。

嚼肉荳蔻、丁香，是立即可以產生效用的強力清涼劑。香芹和水芹，對中和大蒜的特殊味道，最有效用。

◎保護牙齒及牙齦的花草

用餐後，立刻食用蘋果、西洋芹等，能自然清潔牙縫，是最天然的清潔劑。使用新鮮鼠尾草（三至四枚），直接擦塗牙齒刷牙，牙齦也變得健康。

至於牙齒變黃，將新鮮鼠尾草和鹽以同等份量混和，並製成混泥狀，每晚用來刷牙。使用麥鼠尾草，加鹽混和，用磨缽磨碎，以相同方法使用。

◎喉嚨痛時使用的花草

做保護喉嚨的花草茶，用來漱口（一小匙藥草加入二分之一杯熱開水）。我推薦使用黑莓葉、鼠尾草、馬鞭草、西洋山楂子、蜀葵、迷迭香、車前草等花草。以玫瑰花托製成的果醬（含有砂糖），對喉嚨也很有效用。

◎花草護髮

花草成分中，含有對頭髮有溫和效用的物質。長期使用，能給予髮質養分，並保持光澤。同時，也能抑制頭皮皮脂之分泌，故有防止頭皮屑的效果（圖22）。

●依髮質不同而用不同效用之花草

普通髮質用——黃金菊、蓮香花、蕁麻、桂皮、食用大黃之根部、姜黃、毛縷花。

黑色髮用——西洋接骨木葉、迷迭香、散沫花、薰衣草、百里香、苦艾、木莓葉。

乾性髮質用——草芙蓉、康富利、西洋接骨木花、牛蒡根、溫孛花、紅苜蓿。

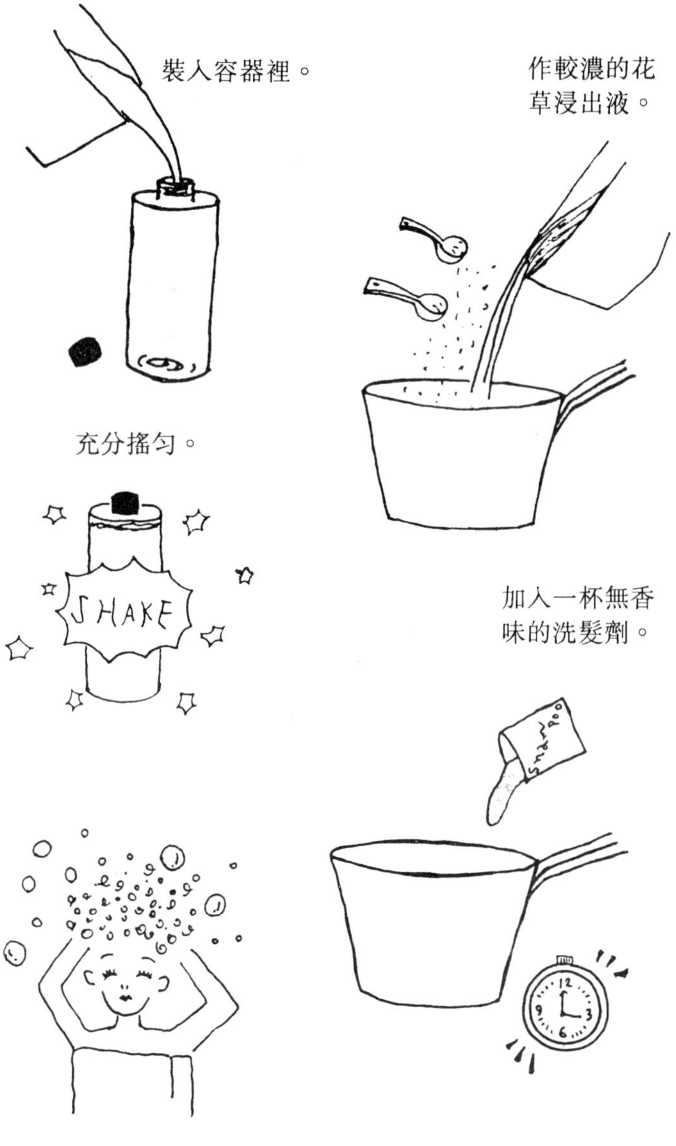
裝入容器裡。
作較濃的花草浸出液。
充分搖勻。
SHAKE
加入一杯無香味的洗髮劑。

圖22　方便的花草洗髮劑

油性髮質用——薄荷類、萬壽菊、木賊、檀香木、香蜂草、金縷梅、薰衣草、西洋蓍草、香茅草。

落髮用——朝鮮薊、迷迭香、薰衣草、檀香木、百里香、菩提樹、萬壽菊、水田菜、蕁麻、柳葉、旱金蓮、鐵線蕨、溫孛、葡萄葉。

●乾洗髮劑的作法及用法　以前入院於美國體系醫院的時候，曾經接受過以乾洗髮劑來洗髮的經驗。

不需要水就能方便地清洗頭髮，病人也覺得很高興。

作法是這樣的，一小匙菖蒲根中，加上二小匙錦葵，充分混和了之後，裝入容器內保存。使用時將頭髮均等中分，撒上混和後的粉末，經過十分鐘左右，把梳子套入紗布作成的紗布袋裡，梳理頭髮，直到污垢清除乾淨了爲止。酸性白土、或是玉米粉十五公克中，滴上三、四滴迷迭香，充分混和之後，以同樣方法使用。

●卽刻完成之花草洗髮精　先做出花草之濃抽提液（乾花草二大匙，加入蒸餾水煮沸，大約十五分鐘左右），再加上無香精洗髮精或是嬰兒洗髮精一杯，裝入容器中，充分搖動後，便可以使用。

●令人感到舒暢的洗髮劑　此種洗髮劑在頭皮常常發癢、夏季流汗的時候、或是油性皮膚等，都很適合。準備市面上販賣的無香味洗髮精，加上丁香、尤加利、薄荷、樟腦油等各一滴，充分搖動之後，就可以使用。如果精油加過量，反而會得到反效果，所以要小心注意。比例是，一杯洗髮精對一滴精油。

●護髮劑（乾性法質用） 選擇乾性洗髮質專用的花草，泡漬於良質的植物油（番紅花、葵花油、橄欖油等）。

洗髮前，將油抹在頭髮和頭皮上，戴上浴帽，覆蓋上蒸好的毛巾，保持十五分鐘，讓油能充分滲透（毛巾如果冷了，要再加熱）。對容易凌亂的乾性髮質而言，非常有效果。或是，洗髮吹乾了之後，少量使用，能增加頭髮豔麗。

●整髮及潤絲 烹調用的花草醋，就是最好的潤髮劑。能維護保持健康的頭皮及頭髮。其中以蘋果醋最爲理想。但是，如果對「醋味」不太喜歡的人來說就不推薦。可以用檸檬汁來替代，可是，黑髮的人就不適用。使用醋作爲潤髮劑的作法是這樣的，一臉盆的溫水裡加上四分之三杯花草醋或者是蘋果醋混合即可。想增加香味的時候，再以玫瑰、薰衣草、柳橙花、西洋接骨木水等，來做潤髮。或者，以泡出濃厚的花草抽提液（將二大匙花草，加入三杯熱開水中，放置十五分鐘之後，過濾，即可），做同樣的使用方法。

蕁麻和迷迭香，是頭皮屑專用最具有代表性的花草。蕁麻護髮劑的作法是，四大匙蕁麻，注入二杯熱開水，蓋上蓋子，放置三小時。然後，加上四分之一杯的蘋果醋和一杯伏特加酒，就完成了。油性髮質的人，只要加入四分之一杯伏特加酒就可以了。其他，使用金縷梅、檸檬汁、玫瑰水、柳樹皮、百里香、迷迭香等，也很有效果。

●促進毛髮成長之花草　苦艾有預防掉髮和促進毛髮成長的效用。別名又稱做「青年之愛」，自古以來，就因爲有助毛髮及鬍鬚之成長，而被使用至今。再來，接著介紹使用法。苦艾十五公克加入熱開水二杯，蓋上蓋子，溫度變涼了之後，過濾，早晚用來按摩頭皮。

其他，溫孛、草芙蓉、孔雀羊齒、蕁麻、荷蘭芹種子、迷迭香、肉荳蔻、柳葉、丁香、朝鮮薊、貓薄荷等，也很有效果。現在，就介紹利用以上材料製作護髮劑的方法。將柳葉四大匙、孔雀羊齒四大匙、丁香三粒、植物油二杯，加以混和，並隔水加熱一小時左右，熄火之後再放置一小時，過濾後裝入瓶中保存。至於頭皮的按摩，請在晚上施行。

◎花草爽身粉

從小時候，我就非常喜歡爽身粉的味道，因此，長大了之後，所使用的香皀和爽身粉都選擇同樣的香味。

提起含有花草香的爽身粉，雖然市面上也有販賣，但是總覺得自已也做得來，就嘗試了一下，結果效果還不錯。只要將沒有香味的爽身粉，混和上自己所喜愛的花草就可以了。其他像醋或是油類等，也可以利用同樣的原理來製作出，含有喜愛之香味的醋或油。

準備好從藥局買來的滑石粉，混和上薰衣草，放入瓶中，封上封口，放置一個月左右，香味便會溶入滑石粉中，也可以嘗試一下用百里香、牛至、薄荷等來製作，你將會爲所發出的微微香味而雀躍不已。如果覺得無法自己製作，還可以參考外來書籍，上面有刊載各種作法。

・痱子專用之爽身粉

黃金菊六十公克，用磨缽磨碎，製成粉狀（使用咖啡豆研磨機研磨，馬上就可以完成）。加上一百二十公克葛鬱根混和研磨，放入容器內保存。

・花草爽身粉之基底粉

菖蒲根粉六十公克、玉米粉三十公克、元宵粉十公克，充分混和。

・方便簡單之芳香爽身粉

將五十公克的花草爽身粉，滴入二至三滴自己喜愛之精油（例如從薰衣草、香馥草、檸檬、天竺葵、橙花等之中選擇一種），以磨缽充分混和之後放入密封容器中，大約一個月左右以後，就成熟可以使用了。

第五章
花草療法及鬆弛法

花草療法

擁有鬆弛效果之花草

在家庭施行花草療法之方法有，花草茶、花草浴、花草枕、花草烹調等。有花草的話，做緊急護理使用，非常有助益。讓醫生來治療的時候，同時使用花草療法，更有加倍的效果。千萬不要忽略的是，就算是花草療法之書籍、及花草書籍中介紹很多的醫療法，也不要只是盲目地一味依賴花草、崇拜花草。本書所介紹的治療法，皆是經過長時間考驗、有實效而流傳下來的，但是，因爲個人體質之差異，因此，請教專家、或是經過仔細研究之後再使用，是最重要的。

然而，我已經好幾年沒喝過感冒藥了。普通的感冒，就算是喝了感冒藥，仍然無法治癒症狀。最要緊的還是要多多休息，飲用百里香茶（有殺菌力）、香馬鞭草茶（有消除充血、及發汗作用）、薄荷茶（舒暢感）等。

其他，可以在胸腔、喉嚨、鼻子下方塗抹薄清爽油（含有尤加利、薄荷腦成分），外出時在口裡含藥草糖，但是，這僅限於沒有發燒的時候……。

如果是嚴重感冒的話那樣的處理當然是很必要的，若是很幸運的只是普通的感冒

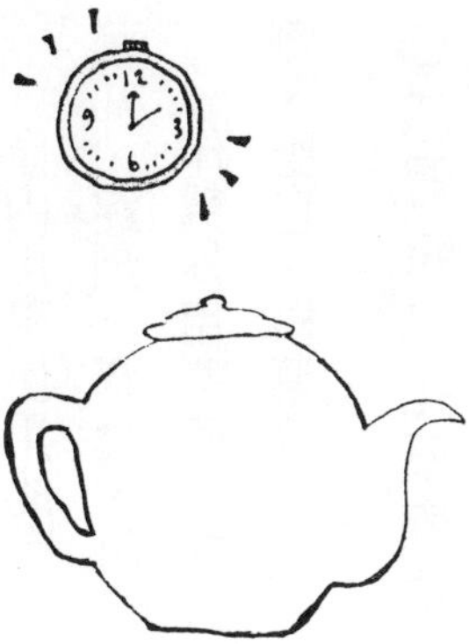

蓋上蓋子，等候
10至12分鐘。

將同量的蒲公英的根部
和黃金菊、敗醬草等加
以混和放置。

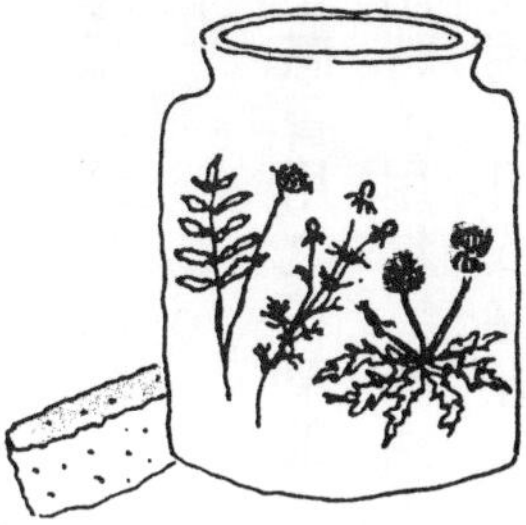

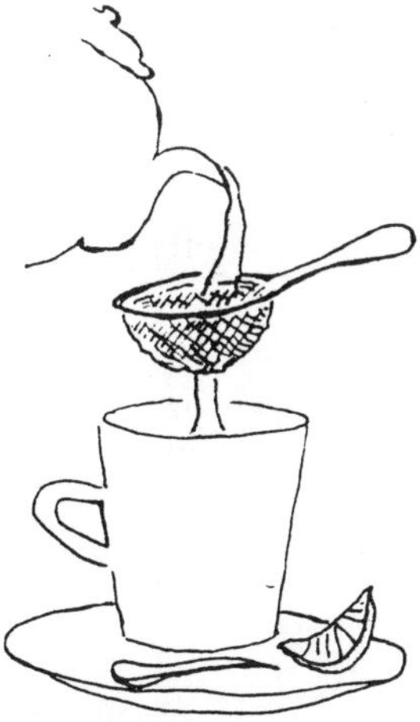

過濾之後加入檸
檬或蜂蜜飲用。

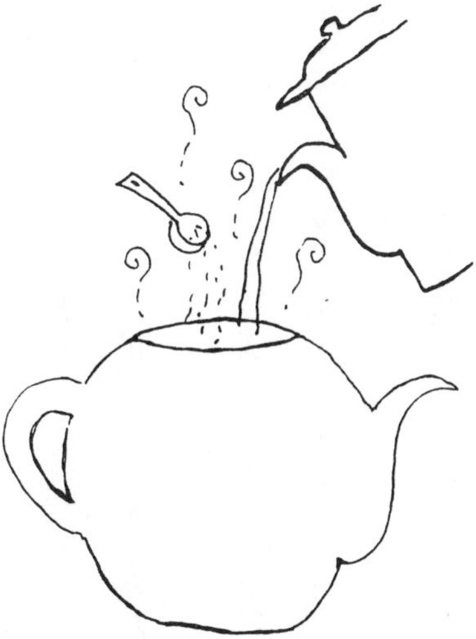

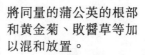

滿滿一小匙的花草
注入一杯熱開水。

圖23　感冒專用的安眠茶

的話，只要好好休養便會痊癒了。

作內用藥使用的有浸劑（意指花草茶）、煎出劑、冷浸劑、果汁、糖漿、粉劑、藥丸、錠劑、膠囊、酊、酒等。

作爲外用藥使用的有花草浴、漱口、吸入劑、花草油、醋、塗布劑、軟膏、敷布劑、肥皂、栓藥等。

◎感冒時之花草療法（圖23）

・**感冒專用的安眠茶**　將薄公英的根部和黃金菊等，以同等份量混和放置。使用時，用量爲滿滿的一小匙，對一杯熱開水，蓋上蓋子，放置十到二十分鐘，過濾之後，加入檸檬或蜂蜜飲用。因感冒而感覺到不舒服的時候，能有安定情緒、增加睡意之效。

・**鼻子感冒用之花草茶**　將同等份量的西洋蓍草、敗醬、樺樹葉等加以混和放置備用。使用時，用量爲滿滿一小匙，對一杯熱開水，蓋上蓋子，放置十到二十分鐘，過濾之後飲用，可依喜好加入檸檬或蜂蜜飲用。

・**感冒咳嗽用之花草茶**　將同等份量之胡薄荷、甘草、假荛蔚加以混和放置備用，使用方法和前二者相同。

●尤加利吸入劑　將一杯尤加利葉放置於琺瑯或玻璃容器中，注入熱開水。把臉擺在容器的正上方，與做蒸臉的方式相同，爲避免使臉部感覺過熱，可使用毛巾覆蓋於上方，吸取上升之蒸汽。

也可滴一至二滴尤加利精油來取代尤加利葉，效果也是很不錯。將棉花球沾上尤加利精油，放置於枕邊、胸前，再蓋上被子入睡，尤加利的成分會緩緩上升，使喉嚨或咳嗽感到舒暢。番櫻桃也可用相同方法使用。

●症狀處方

發汗——西洋接骨木、香蜂草、鼠尾草、西洋蓍草、檫樹、風輪菜、牛膝草。

咳嗽——歐洲大茴香子、康富利、亞麻、甘草、欵冬、龍牙草。

解熱——西洋接骨木、檸檬、牛至、酸模、羌活。

頭痛——薰衣草、佛手柑、鼠尾草、迷迭香、車前草。

◎鬆弛專用之花草

爲使心情安定、精神放鬆，可以作作花草浴、花草足浴、飲用花草茶、在屋裡放置芳香瓶、或睡花草枕。

精神不安定、無法入睡時，飲用柳橙花蕾花草茶，有非常好的功效。這種柳橙花蕾，據我所知，在日本爲莫利斯麥塞葛（法國藥草治療師，以自然栽培法栽培花草）花草茶種類之一。

在一般藥草店常可以見到乾燥的柳橙花，原來爲白色的柳橙花，乾燥了之後帶有點茶褐色，但是，如果是花蕾的話，會燒烤成吐司邊緣的顏色。二至三個花蕾放置到茶壺中，注入熱開水，將散發出茉莉般的芳香，讓人有能好好睡覺的感覺。其他，像精神官能症、歇斯底里等也有效用。飲用時單單只品嚐一種，或是加入烏龍茶中飲用，都很不錯。至於我的話，還是喜歡單品飲用。

●令人放鬆之花草牛奶

將一杯熱牛奶煮沸（使用電磁爐方便又簡單，不需要鍋子）。於其中加入乾燥之胡椒薄荷一小匙，蓋上蓋子，等候大約十分鐘左右，過濾，再度溫熱飲用。普通的花草茶都不加牛奶，但是，這個比較特別，是在牛奶中加入花草茶的飲料，因此特別推薦。也可以用佛手柑之花和葉來替代薄荷。

肉桂牛奶是睡不著、或是睡前空腹、冬季寒冷之夜晚裡，最適合的飲料了。在熱

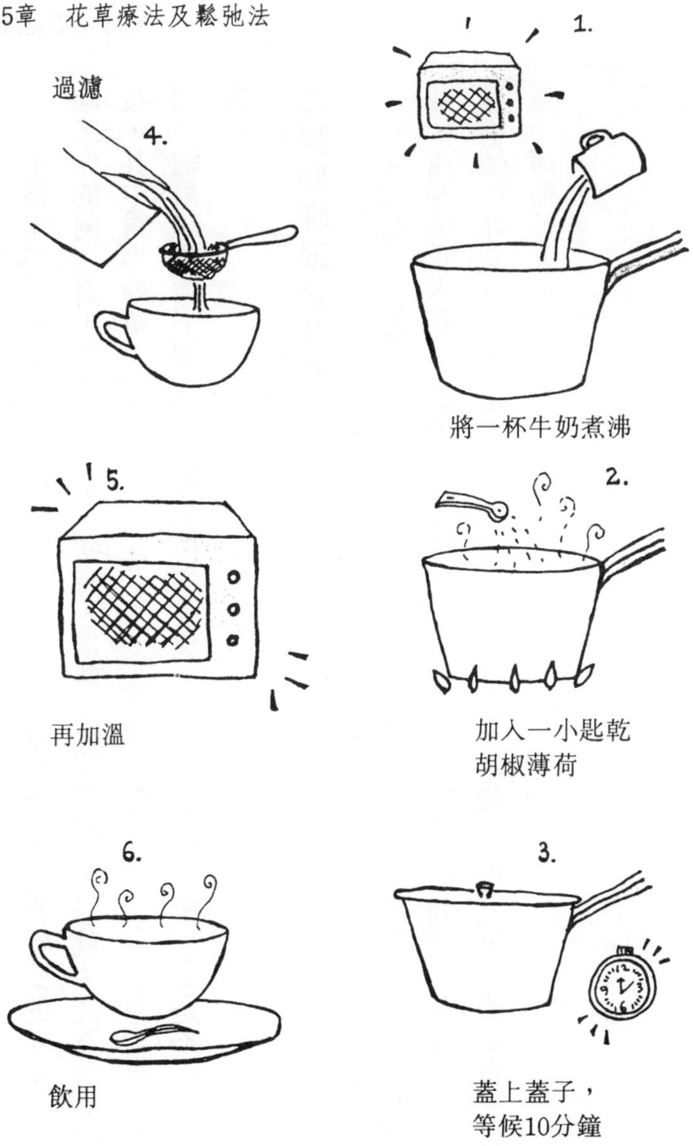

圖24　令人放鬆之花草牛奶

熱的牛奶裡，撒些肉桂粉混和飲用，覺得分外舒暢。

十幾年前，藥草尚未一般化之前，由於非常想要在書裡看到的花草，便拜託在法國工作的阿姨買來的花草茶中，當時因爲時常無法入睡所以就委託買了失眠用之花草茶，其中爲馬鞭草、車前草、山楂子、金雀花、柳橙花、柳、百香果、九層塔之混和。結果味道並不如我所想像，再怎麼說總是藥茶，和一般的茶是不一樣的(圖二十四)。

◎幫助睡眠之花草

可以做花草枕、花草茶，單品可以、混和也不錯。使用九層塔、佛手柑、黃金菊、西洋接骨木花、百里香、柳橙花、牛至、大茴香、小茴香、蒔蘿子、香馬鞭草、菩提樹的花和葉、香堇菜之花和葉、香蜂草、蛇麻、敗醬草、迷迭香、玫瑰、薰衣草、薄荷等。

花草療法

強壯身體之調理花草

◎調理專用之花草

想要擁有強壯又健康的身體，不外是從平常日常生活中，就要有規則地攝取均衡的飲食及花草飲料。花草可以使用含有豐富之維他命和鐵質而著名的蕁麻、有維他命寶庫之稱的玫瑰花托（狗薔薇之果實）、水田芥、高麗菜、檸檬、紅椒、酸模等。

●強壯作用之花草

可使用苜蓿、西洋芹、蒲公英、紅蘿蔔、萬壽菊、龍牙菜、黑莓、琉璃苣、牛至、貓薄荷、牛蒡、鼠尾草、馬黛茶、藏茴香、香芹、大蒜等。

以上之花草可作爲花草茶飲用、烹調使用，或是漬酒。

●迷迭香調理酒

使用六小枝迷迭香（帶有花和葉的），浸泡在一瓶帶有甜味之白酒中。栓緊木栓，放置四天之後過濾，再度放回瓶中，保存於冷藏庫裡。每餐飲用一杯。

●鼠尾草調理酒

鼠尾草二杯，加入一公升煮開的紅葡萄酒中，放置十五分鐘。過濾之後，適當地加入砂糖，使其帶有甜味。每餐飲用一杯，睡前也可飲用一杯（圖二十五）。

◎幫助消化之花草

花草的諸多特性中，有可以幫助消化的重大效果。香料也有相同的作用。其中最具代表性的便是胡椒了。在普通的商店中都可以買到。也是平常大家所喜歡的麵食中所不可或缺的，雖然沒有意識到，卻是每天使用的物品。鹽和胡椒，老早就是焦不離孟的成對組合。胡椒也可作爲驅風劑，能促進小腸中脹氣之排出。同時，作爲健胃劑對增進食慾等也很有效。

咖喱粉中混有多種花草、香料。炎熱國家的人，其思考方法是很聰明的，能於日常生活中使用花草和香料，來增進因炎熱而減退的食慾，也可以促進緩和溫度過高的發汗作用。

花草有抗菌和殺菌作用，在衛生環境不太好的國家，可以每天使花草通過體內，

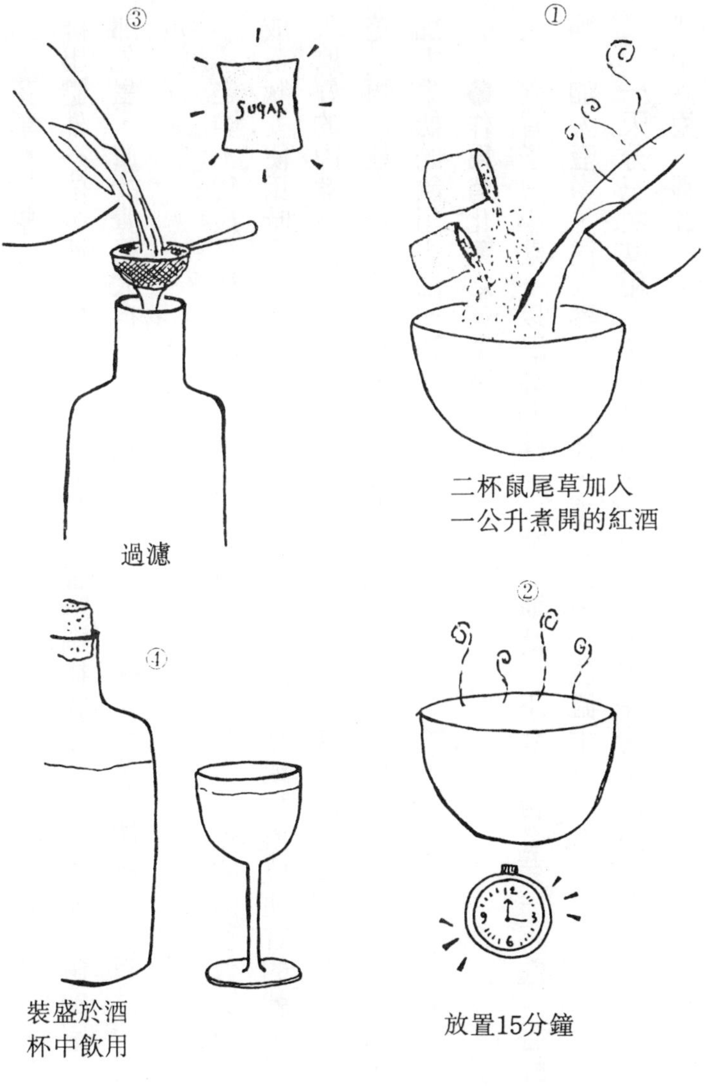
①
二杯鼠尾草加入
一公升煮開的紅酒
②
放置15分鐘
③
SUGAR
過濾
④
裝盛於酒
杯中飲用

圖25　鼠尾草飲料

防止細菌侵犯。

花草和科學性的藥品不同的是，只會將必要的有效成分留於體內，多餘的成分會排出體外（依發汗及排尿作用）。我曾會晤過植物療法及芳香療法研究家之高山林太郎先生，眞的覺得大自然的恩惠很偉大。莫利斯·麥塞葛所說的「自然藥局」也非常也道理。

之中，我最喜歡的消化劑是肉荳蔻白蘭地。將四十公克的肉荳蔻磨成泥（不要磨成粉狀。使用時才磨比較香），三杯白蘭地（贈送品或是價位便宜的就可以了）中加入磨好的肉荳蔻泥，栓上栓子，時常去搖晃它，浸泡大約三星期左右，以餐巾紙等過濾，再度栓上栓子。進餐前喝一大匙，或是於一大杯熱牛奶中加入一大匙，於就寢前加入牛奶的飲用方法（圖26）。

●作爲消化劑之花草茶

茴香子一小匙（以磨鉢磨碎）、胡椒薄荷一小匙、黃金菊一小匙、香蜂草一小匙等，加入壺中，注入熱開水三杯，蓋上蓋子，放置十分鐘。

一天分三次飲用。如果是小孩子的話，用作好的花草茶一大匙，加入一大杯熱牛奶中飲用（圖27）。

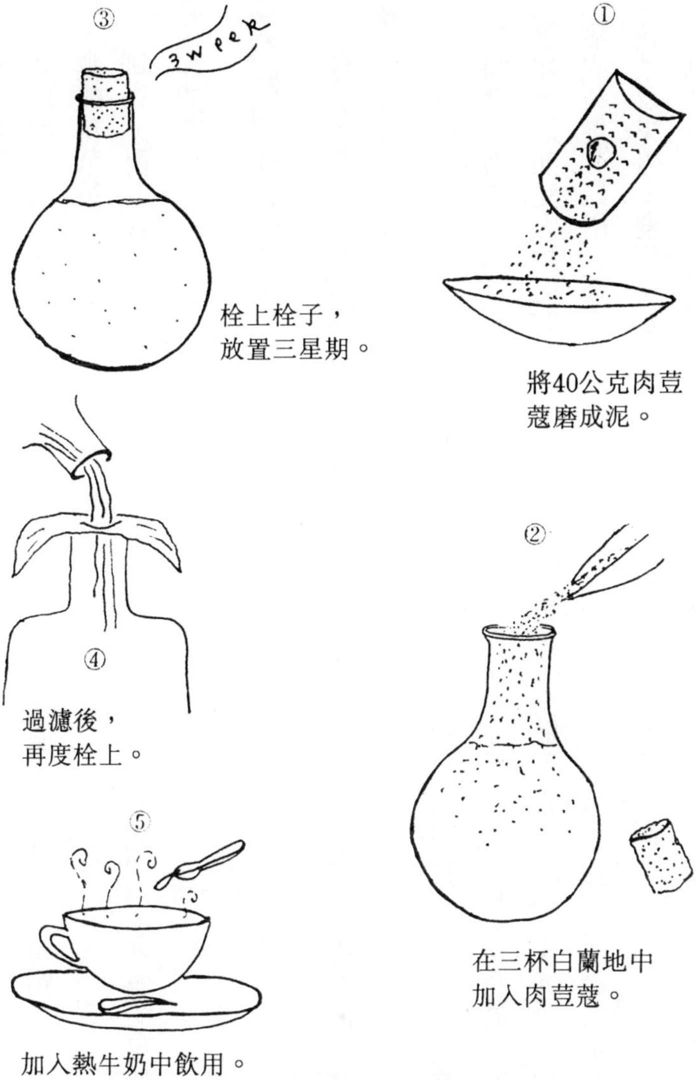
①
將40公克肉荳
蔻磨成泥。
②
在三杯白蘭地中
加入肉荳蔻。
③
3week
栓上栓子，
放置三星期。
④
過濾後，
再度栓上。
⑤
加入熱牛奶中飲用。

圖26　肉荳蔻白蘭地

●幫助消化之花草

將肉桂、白豆、蒔蘿、歐洲大茴香、藏茴香、小茴香、茴香、當歸、香菜的種子等，製成花草茶，於飯後飲用。

同時，黃金菊、大蒜、薑、香茅草、胡椒薄荷、百里香、西洋蓍草等，可使用於烹調或作成花草茶飲用。

◎有助便秘之花草

有很多花草具有輕瀉作用，但是請留意自己的飲食生活，避免養成習慣。並多吃含纖維質的食品，適當的運動，充足的睡眠。

美國旃那葉是輕瀉劑的代表，若是習慣性使用的話，反而會造成便秘。與其如此，不如將含有纖維質的食用大黃製成果醬或派等食用，或是食用無花果，將製成乾果的無法果乾（以前受人歡迎的食物），和錦葵花草茶（淡紅葵花）作組合，連皮大口吃咬無農藥的蘋果，只用牛奶作成的優格（完全不添加其他添加物），加入西洋李子食用，玫瑰花茶及果醬，食用李類（李、杏、油桃等）等方式較爲妥當。

車前草類的同類卵葉車前草之種子、或是種子的外皮，被視爲結腸及腸子的清洗

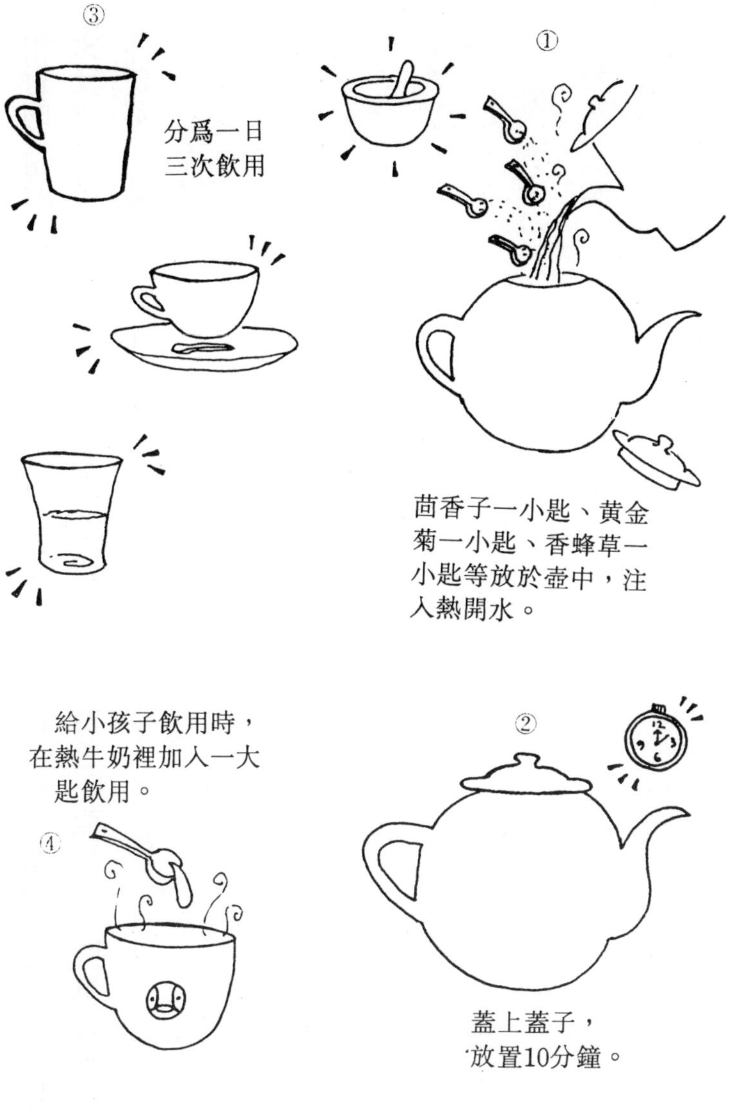
③
分爲一日
三次飲用
①
茴香子一小匙、黃金
菊一小匙、香蜂草一
小匙等放於壺中，注
入熱開水。
給小孩子飲用時，
在熱牛奶裡加入一大
匙飲用。
④
②
蓋上蓋子，
放置10分鐘。

圖27　消化劑的花草茶

劑，在清洗腸子的同時，亦有促進其蠕動的功效。

相對的，想使用花草做瀉藥時，只要使用有收斂作用的花草便可以了。但是非常遺憾，我一直沒有機會嚐試。僅提出來作爲參考。蕁麻、龍牙草、野草莓葉、繡線菊、斗蓬草、九層塔、車前草葉、鼠尾草、尤加利等。

花草及香料之烹飪——種類及使用部位——

★家庭用之花草烹飪和使用部位，還有較爲搭配之烹飪一覽表。

★「○」記號爲以生花草使用於烹飪，「△」記號爲乾燥了之後使用，「◇」記號爲兩種方式都可以使用。

★「花草及香料種類」一欄的「使用部位」是指所使用之部分。如果有「烹飪」的記號，是指適合搭配的烹飪法。

★「麵類」是指義大利麵的總稱，包括通心粉、細麵、義大利餛飩等。在此所謂的「茶」意指飲料，不是指產品。

種類（使用部位）	龍牙草（花、葉）
肉類烹飪	
雞肉烹飪	
魚貝烹飪	
蛋烹飪	
乳製品	
蔬菜烹飪	
沙拉	
麵類	
米食	
高湯	
調味汁	
油	
醋	
茶	
酒	
甜點	◇
果凍	◇
水果	
麵包	
裝飾	○

種類（使用部位）	阿魏（種子）	香旱芹（種子）	歐洲大茴香（葉、種子）	羌活（葉、莖、根、種子）	車葉草（花、葉）	西洋接骨木（花、果實）	甘椒（果實）	洋葱（根）	香牛至（葉、花）
肉類烹飪			◈			◈	△	◈	◈
雞肉烹飪			◈				△	◈	◈
魚貝烹飪	△		◈	◈			△	◈	◈
蛋烹飪								◈	◈
乳製品			◈	○				◈	◈
蔬菜烹飪	△		◈	○			△	◈	◈
沙　拉	△			○				◈	○
麵　類								◈	○
米　食								◈	
高　湯	△		◈				△	◈	
調味汁							△	◈	
油							△		
醋	△					○	△		
茶			△		◈	◈			
酒		△	△	○	◈	○			
甜　點			△	○		○	△		
果　凍		△		◈		○			
水　果			◈						
麵　包			△					◈	◈
裝　飾		△	○			○			○

種類（使用部位）	桂皮（樹皮）	黃金菊（花）	白荳蔻（種子）	大蒜（根）	藏茴香（葉、種子）	小茴香（種子）	土耳其粉紅花鼠尾草（葉）	法國水芹（葉）	丁香（花蕾）	艾菊（葉）
肉類烹飪			△	◈	◈	△			△	○
雞肉烹飪	○			◈	◈	△				
魚貝烹飪				◈	◈					○
蛋烹飪				◈	◈	△	○			
乳製品				◈	◈	△		○		
蔬菜烹飪				◈	◈	△		○	△	
沙拉		○		◈	◈	△	○	○		○
麵類			△	◈	◈	△				
米食			△	◈	◈	△				
高湯				◈	◈	△	○	○		○
調味汁				◈	◈				△	
油	△			◈					△	
醋	△			◈					△	
茶	△	◈	△	○		△				
酒		◈			△		○			○
甜點	△		△		△				△	○
果凍		○								
水果			△		△				△	
麵包	△		△	△	△	△				
裝飾		○			○		○			

種類（使用部位）	矢車菊（花）	香菜（葉、種子）	康富利（嫩葉、莖）	番紅花（雌蕊的柱頭）	花椒（葉、果實）	紫蘇（葉、莖）	肉桂（樹皮）	冬蔥（根）	杜松（漿果）	薑（根）
肉類烹飪		◈		△				○	△	◈
雞肉烹飪		◈		△				○	△	◈
魚貝烹飪				△	○		△	○	△	
蛋烹飪				△				○		◈
乳製品				△				○		
蔬菜烹飪		◈	○	△				○		○
沙拉	○	◈	○			○				
麵類		◈				○				
米食		◈		△		◈		○		
高湯		◈		△	○	○		○	△	
調味汁				△					△	
油								○		◈
醋		△						○		◈
茶	◈			△			△	○	△	◈
酒									△	◈
甜點		△		△			△			◈
果凍										◈
水果		△								◈
麵包				△			△			△
裝飾	○					○				

種類（使用部位）	香菫（葉、花）	沒藥樹（葉、根、種子）	大茴香（果實）	芝麻（種子）	鼠尾草（葉）	訶子（葉）	天竺葵（葉）	芹（葉、莖）	西洋芹（葉、莖、種子）	酸模（葉）
肉類烹飪			△	△	◈	◈			○	
雞肉烹飪			△	△	◈	◈			○	
魚貝烹飪			△		◈	◈		○	○	○
蛋烹飪		○			◈	◈			○	
乳製品		○			◈	◈			○	
蔬菜烹飪		○		△	○	◈			○	○
沙拉	○			△	○	○		○	○	○
麵類	○				◈	◈		○		
米食				△	◈	◈		○		
高湯			△	△	◈	◈		○		○
調味汁					◈	◈			○	○
油				△	◈					
醋					◈					
茶		○			◈	◈	○			
酒		○			◈	◈				
甜點	○	○		△			○			
果凍		○				○	○			
水果		○					○			
麵包				△		○	○			
裝飾	○				○	○	○			

種類（使用部位）	百里香（葉）	葛鬱金（根）	蓼（芽尖、嫩葉）	茵陳高	艾菊屬（葉、莖）	浦公英（葉、花、根）	菊苣（葉、根、莖）	細葱（葉、花）	細葉香芹（葉）	甜椒（果實）	蒔蘿（葉、花、種子）
肉類烹飪	◈			○				◈	○	△	○
雞肉烹飪	◈			○				◈	○	△	○
魚貝烹飪	◈	△	○	○	◈			◈	○	△	○
蛋烹飪	◈	△		○				◈	○	△	○
乳製品	◈			○				◈	○	△	○
蔬菜烹飪	◈			○	◈			◈	○	△	○
沙拉	○		○	○	○	○	○	○	○	△	○
麵類	◈							◈	○	△	○
米食	◈	△	○					◈	○	△	○
高湯	◈			○		○		◈	○	△	○
調味汁	◈			○			○	◈	○	△	○
油	◈							◈	○	△	○
醋	◈	△		○				◈	○	△	○
茶	◈				◈	△	△				
酒						○					
甜點					◈				○		◈
果凍	○			△							
水果		△		△							
麵包			○		△						◈
裝飾	○						○	○	○		○

種類（使用部位）	黑種草（種子）	金蓮花（葉、花、果實）	肉荳蔻	香芹（葉、莖）	九層塔（葉）	地榆（葉）	Parslein 細葉芹（嫩葉）	香草（莢）	紅椒（果實）	牛膝草（葉）
肉類烹飪	△		△	○	○	○			△	○
雞肉烹飪	△		△	○	○	○			△	○
魚貝烹飪	△	○	△	○	○	○			△	○
蛋烹飪	△		△	○	○	○		△	△	
乳製品	△	○	△	○	○	○		△	△	
蔬菜烹飪	△		△	○	○	○	○		△	
沙拉	△			○	○		○		△	○
麵類	△		△	○	○				△	○
米食	△		△	○	○	○			△	
高湯	△		△	○	○	○	○		△	
調味汁			△		○			△	△	○
油					○					
醋		○			○	○				○
茶			△	○	○			△		
酒			△							○
甜點	△		△		○					
果凍				○	○			△		○
水果			△							
麵包			△	○				△	△	
裝飾		○		○	○	○	○			

種類（使用部位）	茴香（葉、莖、種子）	葫蘆巴（芽、種子）	月桂樹（葉）	胡椒（果實）	印地安薄荷（葉）	佛手柑（葉、花）	辣根（根）	大金盞花（花）	蛇麻草（雌花）	櫻樹（種子）	琉璃苣（葉、花）
肉類烹飪	○	◈	◈	△	○			◈			
雞肉烹飪	○	◈	◈	△	○			◈		△	
魚貝烹飪	○	□	◈	△				◈			○
蛋烹飪	○		◈	△						△	
乳製品	○			△	○	○		◈	◈	△	
蔬菜烹飪	○		◈	△						△	○
沙　拉	○	○	○	△	○	○		○		△	○
麵　類			○	△				◈		△	○
米　食		○	◈	△				◈		△	○
高　湯	○		○	△				◈			○
調味汁	○		○	△							○
油			◈								
醋		◈	◈								○
茶	△				○	◈		◈	◈		◈
酒	□			△					◈		○
甜　點	△	◈						◈		△	○
果　凍				△	○	○					
水　果	□										
麵　包	○	○		△					◈	△	
裝　飾	○					○		○	◈		○

種類（使用部位）	牛至（葉）	草芙蓉（葉、根、花、種子）	芥（種子）	錦葵（花）	鴨兒芹（葉、莖）	襄荷（嫩芽）	薄荷（葉、花）	荳蔻花（假種子）	綉線菊（花）	西洋蓍草（嫩葉）	椴樹（花）
肉類烹飪	◈		△		○		◈	△			
雞肉烹飪	◈				○	○		△			
魚貝烹飪	◈		△		○	○	◈	△			
蛋烹飪	◈				○	○					
乳製品	◈						◈	△		○	
蔬菜烹飪	◈	○			○	○	◈	△			
沙拉	○	○	△		○	○	○			○	
麵類	◈					○	◈				
米食	◈					○	◈				
高湯	◈		△		○	○	◈	△			
調味汁	◈				○		○	△			
油											
醋			△				○	△			
茶	◈			△			◈		◈	○	△
酒							○		○	○	
甜點							◈	△			
果凍				○			○				
水果							○		○		
麵包	◈							△			
裝飾	○	○		○			○		○	○	

種類（使用部位）	薰衣草（葉、花蕾）	當歸（葉、根、種子）	漆樹（葉）	食用大黃（莖）	香茅草（葉、莖）	香蜂草（葉）	香馬鞭草（葉）	玫瑰（花、果實）	迷迭香（葉、花）	萊菔（葉）
肉類烹飪	◈	○					◈		◈	
雞肉烹飪	◈	○			◈		◈		◈	
魚貝烹飪		○	○		◈		◈		◈	
蛋烹飪		○	○				◈		◈	
乳製品		○	◈						◈	
蔬菜烹飪		○							○	
沙拉	○	○	○			○			○	○
麵類		○							◈	
米食		○							◈	
高湯		○			◈				◈	
調味汁	◈	○		○	◈	○	◈		◈	○
油									◈	
醋		○								
茶	◈	◈			◈	◈	◈	◈	◈	
酒	◈						○	○	◈	
甜點	◈			○		○		○	○	
果凍	◈			○	○	○	○	○	○	
水果						○	○	○		
麵包									◈	
裝飾	○				○	○	○	○	○	○

後記

自從我所寫的『實用花草健康法』問世以來，已經經過相當長的時間。之後，培育花草、品嚐花草的人，漸漸增多了，心中眞有無限歡喜。同時，到處也成立了不少的藥草花園、藥草專門店，和花草接觸的機會也增加了，覺得很高興。

滿足感官的花草，對精神和生活帶來好的影響，任誰都能品嚐，是地上樂園不可欠缺的植物。具有藥用價值的花草，可以作爲緊急救護之用。同時，使用精油的芳香療法，也逐漸爲人們所喜愛。以前「芳香健康法」上市的時候，有關芳香的事物還不普及，因此，只能把它當作副題，現在回想起來令人覺得懷念。這一次，由於早崎勇先生的建議，把以前所做的著作再作補充，並給予我監修的機會，心中眞有無限的感謝。並且感謝一直支持著我的神。

在充滿花香，令人感到輕鬆的房間內。

友田　純子

大展出版社有限公司	圖書目錄
地址：台北市北投區(石牌) 致遠一路二段 12 巷 1 號 郵撥：0166955～1	電話：(02)28236031 28236033 傳真：(02)28272069

・法律專欄連載・電腦編號 58

台大法學院　　法律學系／策劃
　　　　　　　法律服務社／編著

1.	別讓您的權利睡著了 [1]	200 元
2.	別讓您的權利睡著了 [2]	200 元

・秘傳占卜系列・電腦編號 14

1.	手相術	淺野八郎著	180 元
2.	人相術	淺野八郎著	150 元
3.	西洋占星術	淺野八郎著	180 元
4.	中國神奇占卜	淺野八郎著	150 元
5.	夢判斷	淺野八郎著	150 元
6.	前世、來世占卜	淺野八郎著	150 元
7.	法國式血型學	淺野八郎著	150 元
8.	靈感、符咒學	淺野八郎著	150 元
9.	紙牌占卜學	淺野八郎著	150 元
10.	ESP 超能力占卜	淺野八郎著	150 元
11.	猶太數的秘術	淺野八郎著	150 元
12.	新心理測驗	淺野八郎著	160 元
13.	塔羅牌預言秘法	淺野八郎著	200 元

・趣味心理講座・電腦編號 15

1.	性格測驗①	探索男與女	淺野八郎著	140 元
2.	性格測驗②	透視人心奧秘	淺野八郎著	140 元
3.	性格測驗③	發現陌生的自己	淺野八郎著	140 元
4.	性格測驗④	發現你的真面目	淺野八郎著	140 元
5.	性格測驗⑤	讓你們吃驚	淺野八郎著	140 元
6.	性格測驗⑥	洞穿心理盲點	淺野八郎著	140 元
7.	性格測驗⑦	探索對方心理	淺野八郎著	140 元
8.	性格測驗⑧	由吃認識自己	淺野八郎著	160 元
9.	性格測驗⑨	戀愛知多少	淺野八郎著	160 元
10.	性格測驗⑩	由裝扮瞭解人心	淺野八郎著	160 元

11.	性格測驗⑪ 敲開內心玄機	淺野八郎著	140元
12.	性格測驗⑫ 透視你的未來	淺野八郎著	160元
13.	血型與你的一生	淺野八郎著	160元
14.	趣味推理遊戲	淺野八郎著	160元
15.	行為語言解析	淺野八郎著	160元

・婦幼天地・電腦編號 16

1.	八萬人減肥成果	黃靜香譯	180元
2.	三分鐘減肥體操	楊鴻儒譯	150元
3.	窈窕淑女美髮秘訣	柯素娥譯	130元
4.	使妳更迷人	成　玉譯	130元
5.	女性的更年期	官舒妍編譯	160元
6.	胎內育兒法	李玉瓊編譯	150元
7.	早產兒袋鼠式護理	唐岱蘭譯	200元
8.	初次懷孕與生產	婦幼天地編譯組	180元
9.	初次育兒12個月	婦幼天地編譯組	180元
10.	斷乳食與幼兒食	婦幼天地編譯組	180元
11.	培養幼兒能力與性向	婦幼天地編譯組	180元
12.	培養幼兒創造力的玩具與遊戲	婦幼天地編譯組	180元
13.	幼兒的症狀與疾病	婦幼天地編譯組	180元
14.	腿部苗條健美法	婦幼天地編譯組	180元
15.	女性腰痛別忽視	婦幼天地編譯組	150元
16.	舒展身心體操術	李玉瓊編譯	130元
17.	三分鐘臉部體操	趙薇妮著	160元
18.	生動的笑容表情術	趙薇妮著	160元
19.	心曠神怡減肥法	川津祐介著	130元
20.	內衣使妳更美麗	陳玄茹譯	130元
21.	瑜伽美姿美容	黃靜香編著	180元
22.	高雅女性裝扮學	陳珮玲譯	180元
23.	蠶糞肌膚美顏法	坂梨秀子著	160元
24.	認識妳的身體	李玉瓊譯	160元
25.	產後恢復苗條體態	居理安・芙萊喬著	200元
26.	正確護髮美容法	山崎伊久江著	180元
27.	安琪拉美姿養生學	安琪拉蘭斯博瑞著	180元
28.	女體性醫學剖析	增田豐著	220元
29.	懷孕與生產剖析	岡部綾子著	180元
30.	斷奶後的健康育兒	東城百合子著	220元
31.	引出孩子幹勁的責罵藝術	多湖輝著	170元
32.	培養孩子獨立的藝術	多湖輝著	170元
33.	子宮肌瘤與卵巢囊腫	陳秀琳編著	180元
34.	下半身減肥法	納他夏・史達賓著	180元
35.	女性自然美容法	吳雅菁編著	180元
36.	再也不發胖	池園悅太郎著	170元

37. 生男生女控制術	中垣勝裕著	220 元
38. 使妳的肌膚更亮麗	楊　皓編著	170 元
39. 臉部輪廓變美	芝崎義夫著	180 元
40. 斑點、皺紋自己治療	高須克彌著	180 元
41. 面皰自己治療	伊藤雄康著	180 元
42. 隨心所欲瘦身冥想法	原久子著	180 元
43. 胎兒革命	鈴木丈織著	180 元
44. NS 磁氣平衡法塑造窈窕奇蹟	古屋和江著	180 元
45. 享瘦從腳開始	山田陽子著	180 元
46. 小改變瘦 4 公斤	宮本裕子著	180 元
47. 軟管減肥瘦身	高橋輝男著	180 元
48. 海藻精神秘美容法	劉名揚編著	180 元
49. 肌膚保養與脫毛	鈴木真理著	180 元
50. 10 天減肥 3 公斤	彤雲編輯組	180 元
51. 穿出自己的品味	西村玲子著	280 元

・青春天地・電腦編號 17

1. A 血型與星座	柯素娥編譯	160 元
2. B 血型與星座	柯素娥編譯	160 元
3. O 血型與星座	柯素娥編譯	160 元
4. AB 血型與星座	柯素娥編譯	120 元
5. 青春期性教室	呂貴嵐編譯	130 元
6. 事半功倍讀書法	王毅希編譯	150 元
7. 難解數學破題	宋釗宜編譯	130 元
9. 小論文寫作秘訣	林顯茂編譯	120 元
11. 中學生野外遊戲	熊谷康編著	120 元
12. 恐怖極短篇	柯素娥編譯	130 元
13. 恐怖夜話	小毛驢編譯	130 元
14. 恐怖幽默短篇	小毛驢編譯	120 元
15. 黑色幽默短篇	小毛驢編譯	120 元
16. 靈異怪談	小毛驢編譯	130 元
17. 錯覺遊戲	小毛驢編著	130 元
18. 整人遊戲	小毛驢編著	150 元
19. 有趣的超常識	柯素娥編譯	130 元
20. 哦！原來如此	林慶旺編譯	130 元
21. 趣味競賽 100 種	劉名揚編譯	120 元
22. 數學謎題入門	宋釗宜編譯	150 元
23. 數學謎題解析	宋釗宜編譯	150 元
24. 透視男女心理	林慶旺編譯	120 元
25. 少女情懷的自白	李桂蘭編譯	120 元
26. 由兄弟姊妹看命運	李玉瓊編譯	130 元
27. 趣味的科學魔術	林慶旺編譯	150 元
28. 趣味的心理實驗室	李燕玲編譯	150 元

29. 愛與性心理測驗　小毛驢編譯　130元
30. 刑案推理解謎　小毛驢編譯　130元
31. 偵探常識推理　小毛驢編譯　130元
32. 偵探常識解謎　小毛驢編譯　130元
33. 偵探推理遊戲　小毛驢編譯　130元
34. 趣味的超魔術　廖玉山編著　150元
35. 趣味的珍奇發明　柯素娥編著　150元
36. 登山用具與技巧　陳瑞菊編著　150元
37. 性的漫談　蘇燕謀編著　180元
38. 無的漫談　蘇燕謀編著　180元
39. 黑色漫談　蘇燕謀編著　180元
40. 白色漫談　蘇燕謀編著　180元

·健康天地· 電腦編號 18

1. 壓力的預防與治療　柯素娥編譯　130元
2. 超科學氣的魔力　柯素娥編譯　130元
3. 尿療法治病的神奇　中尾良一著　130元
4. 鐵證如山的尿療法奇蹟　廖玉山譯　120元
5. 一日斷食健康法　葉慈容編譯　150元
6. 胃部強健法　陳炳崑譯　120元
7. 癌症早期檢查法　廖松濤譯　160元
8. 老人痴呆症防止法　柯素娥編譯　130元
9. 松葉汁健康飲料　陳麗芬編譯　130元
10. 揉肚臍健康法　永井秋夫著　150元
11. 過勞死、猝死的預防　卓秀貞編譯　130元
12. 高血壓治療與飲食　藤山順豐著　150元
13. 老人看護指南　柯素娥編譯　150元
14. 美容外科淺談　楊啟宏著　150元
15. 美容外科新境界　楊啟宏著　150元
16. 鹽是天然的醫生　西英司郎著　140元
17. 年輕十歲不是夢　梁瑞麟譯　200元
18. 茶料理治百病　桑野和民著　180元
19. 綠茶治病寶典　桑野和民著　150元
20. 杜仲茶養顏減肥法　西田博著　150元
21. 蜂膠驚人療效　瀨長良三郎著　180元
22. 蜂膠治百病　瀨長良三郎著　180元
23. 醫藥與生活(一)　鄭炳全著　180元
24. 鈣長生寶典　落合敏著　180元
25. 大蒜長生寶典　木下繁太郎著　160元
26. 居家自我健康檢查　石川恭三著　160元
27. 永恆的健康人生　李秀鈴譯　200元
28. 大豆卵磷脂長生寶典　劉雪卿譯　150元
29. 芳香療法　梁艾琳譯　160元

30. 醋長生寶典	柯素娥譯	180 元
31. 從星座透視健康	席拉・吉蒂斯著	180 元
32. 愉悅自在保健學	野本二士夫著	160 元
33. 裸睡健康法	丸山淳士等著	160 元
34. 糖尿病預防與治療	藤田順豐著	180 元
35. 維他命長生寶典	菅原明子著	180 元
36. 維他命 C 新效果	鐘文訓編	150 元
37. 手、腳病理按摩	堤芳朗著	160 元
38. AIDS 瞭解與預防	彼得塔歇爾著	180 元
39. 甲殼質殼聚糖健康法	沈永嘉譯	160 元
40. 神經痛預防與治療	木下真男著	160 元
41. 室內身體鍛鍊法	陳炳崑編著	160 元
42. 吃出健康藥膳	劉大器編著	180 元
43. 自我指壓術	蘇燕謀編著	160 元
44. 紅蘿蔔汁斷食療法	李玉瓊編著	150 元
45. 洗心術健康秘法	竺翠萍編譯	170 元
46. 枇杷葉健康療法	柯素娥編譯	180 元
47. 抗衰血癒	楊啟宏著	180 元
48. 與癌搏鬥記	逸見政孝著	180 元
49. 冬蟲夏草長生寶典	高橋義博著	170 元
50. 痔瘡・大腸疾病先端療法	宮島伸宜著	180 元
51. 膠布治癒頑固慢性病	加瀨建造著	180 元
52. 芝麻神奇健康法	小林貞作著	170 元
53. 香煙能防止癡呆？	高田明和著	180 元
54. 穀菜食治癌療法	佐藤成志著	180 元
55. 貼藥健康法	松原英多著	180 元
56. 克服癌症調和道呼吸法	帶津良一著	180 元
57. B 型肝炎預防與治療	野村喜重郎著	180 元
58. 青春永駐養生導引術	早島正雄著	180 元
59. 改變呼吸法創造健康	原久子著	180 元
60. 荷爾蒙平衡養生秘訣	出村博著	180 元
61. 水美肌健康法	井戶勝富著	170 元
62. 認識食物掌握健康	廖梅珠編著	170 元
63. 痛風劇痛消除法	鈴木吉彥著	180 元
64. 酸莖菌驚人療效	上田明彥著	180 元
65. 大豆卵磷脂治現代病	神津健一著	200 元
66. 時辰療法—危險時刻凌晨 4 時	呂建強等著	180 元
67. 自然治癒力提升法	帶津良一著	180 元
68. 巧妙的氣保健法	藤平墨子著	180 元
69. 治癒 C 型肝炎	熊田博光著	180 元
70. 肝臟病預防與治療	劉名揚編著	180 元
71. 腰痛平衡療法	荒井政信著	180 元
72. 根治多汗症、狐臭	稻葉益巳著	220 元
73. 40 歲以後的骨質疏鬆症	沈永嘉譯	180 元

74. 認識中藥	松下一成著	180 元
75. 認識氣的科學	佐佐木茂美著	180 元
76. 我戰勝了癌症	安田伸著	180 元
77. 斑點是身心的危險信號	中野進著	180 元
78. 艾波拉病毒大震撼	玉川重德著	180 元
79. 重新還我黑髮	桑名隆一郎著	180 元
80. 身體節律與健康	林博史著	180 元
81. 生薑治萬病	石原結實著	180 元
82. 靈芝治百病	陳瑞東著	180 元
83. 木炭驚人的威力	大槻彰著	200 元
84. 認識活性氧	井土貴司著	180 元
85. 深海鮫治百病	廖玉山編著	180 元
86. 神奇的蜂王乳	井上丹治著	180 元
87. 卡拉 OK 健腦法	東潔著	180 元
88. 卡拉 OK 健康法	福田伴男著	180 元
89. 醫藥與生活㈡	鄭炳全著	200 元
90. 洋蔥治百病	宮尾興平著	180 元
91. 年輕 10 歲快步健康法	石塚忠雄著	180 元
92. 石榴的驚人神效	岡本順子著	180 元
93. 飲料健康法	白鳥早奈英著	180 元
94. 健康棒體操	劉名揚編譯	180 元
95. 催眠健康法	蕭京凌編著	180 元

・實用女性學講座・電腦編號 19

1. 解讀女性內心世界	島田一男著	150 元
2. 塑造成熟的女性	島田一男著	150 元
3. 女性整體裝扮學	黃靜香編著	180 元
4. 女性應對禮儀	黃靜香編著	180 元
5. 女性婚前必修	小野十傳著	200 元
6. 徹底瞭解女人	田口二州著	180 元
7. 拆穿女性謊言 88 招	島田一男著	200 元
8. 解讀女人心	島田一男著	200 元
9. 俘獲女性絕招	志賀貢著	200 元
10. 愛情的壓力解套	中村理英子著	200 元
11. 妳是人見人愛的女孩	廖松濤編著	200 元

・校園系列・電腦編號 20

1. 讀書集中術	多湖輝著	150 元
2. 應考的訣竅	多湖輝著	150 元
3. 輕鬆讀書贏得聯考	多湖輝著	150 元
4. 讀書記憶秘訣	多湖輝著	150 元

5.	視力恢復！超速讀術	江錦雲譯	180 元
6.	讀書 36 計	黃柏松編著	180 元
7.	驚人的速讀術	鐘文訓編著	170 元
8.	學生課業輔導良方	多湖輝著	180 元
9.	超速讀超記憶法	廖松濤編著	180 元
10.	速算解題技巧	宋釗宜編著	200 元
11.	看圖學英文	陳炳崑編著	200 元
12.	讓孩子最喜歡數學	沈永嘉譯	180 元
13.	催眠記憶術	林碧清譯	180 元

・實用心理學講座・電腦編號 21

1.	拆穿欺騙伎倆	多湖輝著	140 元
2.	創造好構想	多湖輝著	140 元
3.	面對面心理術	多湖輝著	160 元
4.	偽裝心理術	多湖輝著	140 元
5.	透視人性弱點	多湖輝著	140 元
6.	自我表現術	多湖輝著	180 元
7.	不可思議的人性心理	多湖輝著	180 元
8.	催眠術入門	多湖輝著	150 元
9.	責罵部屬的藝術	多湖輝著	150 元
10.	精神力	多湖輝著	150 元
11.	厚黑說服術	多湖輝著	150 元
12.	集中力	多湖輝著	150 元
13.	構想力	多湖輝著	150 元
14.	深層心理術	多湖輝著	160 元
15.	深層語言術	多湖輝著	160 元
16.	深層說服術	多湖輝著	180 元
17.	掌握潛在心理	多湖輝著	160 元
18.	洞悉心理陷阱	多湖輝著	180 元
19.	解讀金錢心理	多湖輝著	180 元
20.	拆穿語言圈套	多湖輝著	180 元
21.	語言的內心玄機	多湖輝著	180 元
22.	積極力	多湖輝著	180 元

・超現實心理講座・電腦編號 22

1.	超意識覺醒法	詹蔚芬編譯	130 元
2.	護摩秘法與人生	劉名揚編譯	130 元
3.	秘法！超級仙術入門	陸明譯	150 元
4.	給地球人的訊息	柯素娥編著	150 元
5.	密教的神通力	劉名揚編著	130 元
6.	神秘奇妙的世界	平川陽一著	200 元

7. 地球文明的超革命	吳秋嬌譯	200 元
8. 力量石的秘密	吳秋嬌譯	180 元
9. 超能力的靈異世界	馬小莉譯	200 元
10. 逃離地球毀滅的命運	吳秋嬌譯	200 元
11. 宇宙與地球終結之謎	南山宏著	200 元
12. 驚世奇功揭秘	傅起鳳著	200 元
13. 啟發身心潛力心象訓練法	栗田昌裕著	180 元
14. 仙道術遁甲法	高藤聰一郎著	220 元
15. 神通力的秘密	中岡俊哉著	180 元
16. 仙人成仙術	高藤聰一郎著	200 元
17. 仙道符咒氣功法	高藤聰一郎著	220 元
18. 仙道風水術尋龍法	高藤聰一郎著	200 元
19. 仙道奇蹟超幻像	高藤聰一郎著	200 元
20. 仙道鍊金術房中法	高藤聰一郎著	200 元
21. 奇蹟超醫療治癒難病	深野一幸著	220 元
22. 揭開月球的神秘力量	超科學研究會	180 元
23. 西藏密教奧義	高藤聰一郎著	250 元
24. 改變你的夢術入門	高藤聰一郎著	250 元

·養 生 保 健· 電腦編號 23

1. 醫療養生氣功	黃孝寬著	250 元
2. 中國氣功圖譜	余功保著	230 元
3. 少林醫療氣功精粹	井玉蘭著	250 元
4. 龍形實用氣功	吳大才等著	220 元
5. 魚戲增視強身氣功	宮 嬰著	220 元
6. 嚴新氣功	前新培金著	250 元
7. 道家玄牝氣功	張 章著	200 元
8. 仙家秘傳袪病功	李遠國著	160 元
9. 少林十大健身功	秦慶豐著	180 元
10. 中國自控氣功	張明武著	250 元
11. 醫療防癌氣功	黃孝寬著	250 元
12. 醫療強身氣功	黃孝寬著	250 元
13. 醫療點穴氣功	黃孝寬著	250 元
14. 中國八卦如意功	趙維漢著	180 元
15. 正宗馬禮堂養氣功	馬禮堂著	420 元
16. 秘傳道家筋經內丹功	王慶餘著	280 元
17. 三元開慧功	辛桂林著	250 元
18. 防癌治癌新氣功	郭 林著	180 元
19. 禪定與佛家氣功修煉	劉天君著	200 元
20. 顛倒之術	梅自強著	360 元
21. 簡明氣功辭典	吳家駿編	360 元
22. 八卦三合功	張全亮著	230 元
23. 朱砂掌健身養生功	楊永著	250 元

24. 抗老功 陳九鶴著 230元
25. 意氣按穴排濁自療法 黃啟運編著 250元
26. 陳式太極拳養生功 陳正雷著 200元
27. 健身祛病小功法 王培生著 200元

・社會人智囊・電腦編號 24

1. 糾紛談判術 清水增三著 160元
2. 創造關鍵術 淺野八郎著 150元
3. 觀人術 淺野八郎著 180元
4. 應急詭辯術 廖英迪編著 160元
5. 天才家學習術 木原武一著 160元
6. 貓型狗式鑑人術 淺野八郎著 180元
7. 逆轉運掌握術 淺野八郎著 180元
8. 人際圓融術 澀谷昌三著 160元
9. 解讀人心術 淺野八郎著 180元
10. 與上司水乳交融術 秋元隆司著 180元
11. 男女心態定律 小田晉著 180元
12. 幽默說話術 林振輝編著 200元
13. 人能信賴幾分 淺野八郎著 180元
14. 我一定能成功 李玉瓊譯 180元
15. 獻給青年的嘉言 陳蒼杰譯 180元
16. 知人、知面、知其心 林振輝編著 180元
17. 塑造堅強的個性 坂上肇著 180元
18. 為自己而活 佐藤綾子著 180元
19. 未來十年與愉快生活有約 船井幸雄著 180元
20. 超級銷售話術 杜秀卿譯 180元
21. 感性培育術 黃靜香編著 180元
22. 公司新鮮人的禮儀規範 蔡媛惠譯 180元
23. 傑出職員鍛鍊術 佐佐木正著 180元
24. 面談獲勝戰略 李芳黛譯 180元
25. 金玉良言撼人心 森純大著 180元
26. 男女幽默趣典 劉華亭編著 180元
27. 機智說話術 劉華亭編著 180元
28. 心理諮商室 柯素娥譯 180元
29. 如何在公司崢嶸頭角 佐佐木正著 180元
30. 機智應對術 李玉瓊編著 200元
31. 克服低潮良方 坂野雄二著 180元
32. 智慧型說話技巧 沈永嘉編著 180元
33. 記憶力、集中力增進術 廖松濤編著 180元
34. 女職員培育術 林慶旺編著 180元
35. 自我介紹與社交禮儀 柯素娥編著 180元
36. 積極生活創幸福 田中真澄著 180元
37. 妙點子超構想 多湖輝著 180元

38. 說NO的技巧 廖玉山編著 180元
39. 一流說服力 李玉瓊編著 180元
40. 般若心經成功哲學 陳鴻蘭編著 180元
41. 訪問推銷術 黃靜香編著 180元
42. 男性成功秘訣 陳蒼杰編著 180元
43. 笑容、人際智商 宮川澄子著 180元
44. 多湖輝的構想工作室 多湖輝著 200元
45. 名人名語啟示錄 喬家楓著 180元

·精選系列· 電腦編號 25

1. 毛澤東與鄧小平 渡邊利夫等著 280元
2. 中國大崩裂 江戶介雄著 180元
3. 台灣・亞洲奇蹟 上村幸治著 220元
4. 7-ELEVEN 高盈收策略 國友隆一著 180元
5. 台灣獨立（新・中國日本戰爭一） 森詠著 200元
6. 迷失中國的末路 江戶雄介著 220元
7. 2000 年 5 月全世界毀滅 紫藤甲子男著 180元
8. 失去鄧小平的中國 小島朋之著 220元
9. 世界史爭議性異人傳 桐生操著 200元
10. 淨化心靈享人生 松濤弘道著 220元
11. 人生心情診斷 賴藤和寬著 220元
12. 中美大決戰 檜山良昭著 220元
13. 黃昏帝國美國 莊雯琳譯 220元
14. 兩岸衝突（新・中國日本戰爭二） 森詠著 220元
15. 封鎖台灣（新・中國日本戰爭三） 森詠著 220元
16. 中國分裂（新・中國日本戰爭四） 森詠著 220元
17. 由女變男的我 虎井正衛著 200元
18. 佛學的安心立命 松濤弘道著 220元
19. 世界喪禮大觀 松濤弘道著 280元

·運動遊戲· 電腦編號 26

1. 雙人運動 李玉瓊譯 160元
2. 愉快的跳繩運動 廖玉山譯 180元
3. 運動會項目精選 王佑京譯 150元
4. 肋木運動 廖玉山譯 150元
5. 測力運動 王佑宗譯 150元
6. 游泳入門 唐桂萍編著 200元

·休閒娛樂· 電腦編號 27

1. 海水魚飼養法 田中智浩著 300元

2. 金魚飼養法　曾雪玫譯　250元
3. 熱門海水魚　毛利匡明著　480元
4. 愛犬的教養與訓練　池田好雄著　250元
5. 狗教養與疾病　杉浦哲著　220元
6. 小動物養育技巧　三上昇著　300元
20. 園藝植物管理　船越亮二著　220元

・銀髮族智慧學・電腦編號 28

1. 銀髮六十樂逍遙　多湖輝著　170元
2. 人生六十反年輕　多湖輝著　170元
3. 六十歲的決斷　多湖輝著　170元
4. 銀髮族健身指南　孫瑞台編著　250元

・飲 食 保 健・電腦編號 29

1. 自己製作健康茶　大海淳著　220元
2. 好吃、具藥效茶料理　德永睦子著　220元
3. 改善慢性病健康藥草茶　吳秋嬌譯　200元
4. 藥酒與健康果菜汁　成玉編著　250元
5. 家庭保健養生湯　馬汴梁編著　220元
6. 降低膽固醇的飲食　早川和志著　200元
7. 女性癌症的飲食　女子營養大學　280元
8. 痛風者的飲食　女子營養大學　280元
9. 貧血者的飲食　女子營養大學　280元
10. 高脂血症者的飲食　女子營養大學　280元
11. 男性癌症的飲食　女子營養大學　280元
12. 過敏者的飲食　女子營養大學　280元
13. 心臟病的飲食　女子營養大學　280元
14. 滋陰壯陽的飲食　王增著　220元

・家庭醫學保健・電腦編號 30

1. 女性醫學大全　雨森良彥著　380元
2. 初為人父育兒寶典　小瀧周曹著　220元
3. 性活力強健法　相建華著　220元
4. 30歲以上的懷孕與生產　李芳黛編著　220元
5. 舒適的女性更年期　野末悅子著　200元
6. 夫妻前戲的技巧　笠井寬司著　200元
7. 病理足穴按摩　金慧明著　220元
8. 爸爸的更年期　河野孝旺著　200元
9. 橡皮帶健康法　山田晶著　180元
10. 三十三天健美減肥　相建華等著　180元

11. 男性健美入門	孫玉祿編著	180 元
12. 強化肝臟秘訣	主婦の友社編	200 元
13. 了解藥物副作用	張果馨譯	200 元
14. 女性醫學小百科	松山榮吉著	200 元
15. 左轉健康法	龜田修等著	200 元
16. 實用天然藥物	鄭炳全編著	260 元
17. 神秘無痛平衡療法	林宗駛著	180 元
18. 膝蓋健康法	張果馨譯	180 元
19. 針灸治百病	葛書翰著	250 元
20. 異位性皮膚炎治癒法	吳秋嬌譯	220 元
21. 禿髮白髮預防與治療	陳炳崑編著	180 元
22. 埃及皇宮菜健康法	飯森薰著	200 元
23. 肝臟病安心治療	上野幸久著	220 元
24. 耳穴治百病	陳抗美等著	250 元
25. 高效果指壓法	五十嵐康彥著	200 元
26. 瘦水、胖水	鈴木園子著	200 元
27. 手針新療法	朱振華著	200 元
28. 香港腳預防與治療	劉小惠譯	200 元
29. 智慧飲食吃出健康	柯富陽編著	200 元
30. 牙齒保健法	廖玉山編著	200 元
31. 恢復元氣養生食	張果馨譯	200 元
32. 特效推拿按摩術	李玉田著	200 元
33. 一週一次健康法	若狹真著	200 元
34. 家常科學膳食	大塚滋著	220 元
35. 夫妻們關心的男性不孕	原利夫著	220 元
36. 自我瘦身美容	馬野詠子著	200 元
37. 魔法姿勢益健康	五十嵐康彥著	200 元
38. 眼病錘療法	馬栩周著	200 元
39. 預防骨質疏鬆症	藤田拓男著	200 元
40. 骨質增生效驗方	李吉茂編著	250 元
41. 蕺菜健康法	小林正夫著	200 元
42. 赧於啟齒的男性煩惱	增田豐著	220 元
43. 簡易自我健康檢查	稻葉允著	250 元
44. 實用花草健康法	友田純子著	200 元
45. 神奇的手掌療法	日比野喬著	230 元
46. 家庭式三大穴道療法	刑部忠和著	200 元
47. 子宮癌、卵巢癌	岡島弘幸著	220 元
48. 糖尿病機能性食品	劉雪卿編著	220 元
49. 奇蹟活現經脈美容法	林振輝編譯	200 元
50. Super SEX	秋好憲一著	220 元
51. 了解避孕丸	林玉佩譯	200 元

·超經營新智慧· 電腦編號 31

1.	躍動的國家越南	林雅倩譯	250 元
2.	甦醒的小龍菲律賓	林雅倩譯	220 元
3.	中國的危機與商機	中江要介著	250 元
4.	在印度的成功智慧	山內利男著	220 元
5.	7-ELEVEN 大革命	村上豐道著	200 元
6.	業務員成功秘方	呂育清編著	200 元

·心 靈 雅 集· 電腦編號 00

1.	禪言佛語看人生	松濤弘道著	180 元
2.	禪密教的奧秘	葉逯謙譯	120 元
3.	觀音大法力	田口日勝著	120 元
4.	觀音法力的大功德	田口日勝著	120 元
5.	達摩禪 106 智慧	劉華亭編譯	220 元
6.	有趣的佛教研究	葉逯謙編譯	170 元
7.	夢的開運法	蕭京凌譯	130 元
8.	禪學智慧	柯素娥編譯	130 元
9.	女性佛教入門	許俐萍譯	110 元
10.	佛像小百科	心靈雅集編譯組	130 元
11.	佛教小百科趣談	心靈雅集編譯組	120 元
12.	佛教小百科漫談	心靈雅集編譯組	150 元
13.	佛教知識小百科	心靈雅集編譯組	150 元
14.	佛學名言智慧	松濤弘道著	220 元
15.	釋迦名言智慧	松濤弘道著	220 元
16.	活人禪	平田精耕著	120 元
17.	坐禪入門	柯素娥編譯	150 元
18.	現代禪悟	柯素娥編譯	130 元
19.	道元禪師語錄	心靈雅集編譯組	130 元
20.	佛學經典指南	心靈雅集編譯組	130 元
21.	何謂「生」阿含經	心靈雅集編譯組	150 元
22.	一切皆空　般若心經	心靈雅集編譯組	180 元
23.	超越迷惘　法句經	心靈雅集編譯組	130 元
24.	開拓宇宙觀　華嚴經	心靈雅集編譯組	180 元
25.	真實之道　法華經	心靈雅集編譯組	130 元
26.	自由自在　涅槃經	心靈雅集編譯組	130 元
27.	沈默的教示　維摩經	心靈雅集編譯組	150 元
28.	開通心眼　佛語佛戒	心靈雅集編譯組	130 元
29.	揭秘寶庫　密教經典	心靈雅集編譯組	180 元
30.	坐禪與養生	廖松濤譯	110 元
31.	釋尊十戒	柯素娥編譯	120 元
32.	佛法與神通	劉欣如編著	120 元

33. 悟（正法眼藏的世界）	柯素娥編譯	120 元
34. 只管打坐	劉欣如編著	120 元
35. 喬答摩・佛陀傳	劉欣如編著	120 元
36. 唐玄奘留學記	劉欣如編著	120 元
37. 佛教的人生觀	劉欣如編譯	110 元
38. 無門關(上卷)	心靈雅集編譯組	150 元
39. 無門關(下卷)	心靈雅集編譯組	150 元
40. 業的思想	劉欣如編著	130 元
41. 佛法難學嗎	劉欣如著	140 元
42. 佛法實用嗎	劉欣如著	140 元
43. 佛法殊勝嗎	劉欣如著	140 元
44. 因果報應法則	李常傳編	180 元
45. 佛教醫學的奧秘	劉欣如編著	150 元
46. 紅塵絕唱	海　若著	130 元
47. 佛教生活風情	洪丕謨、姜玉珍著	220 元
48. 行住坐臥有佛法	劉欣如著	160 元
49. 起心動念是佛法	劉欣如著	160 元
50. 四字禪語	曹洞宗青年會	200 元
51. 妙法蓮華經	劉欣如編著	160 元
52. 根本佛教與大乘佛教	葉作森編	180 元
53. 大乘佛經	定方晟著	180 元
54. 須彌山與極樂世界	定方晟著	180 元
55. 阿闍世的悟道	定方晟著	180 元
56. 金剛經的生活智慧	劉欣如著	180 元
57. 佛教與儒教	劉欣如編譯	180 元
58. 佛教史入門	劉欣如編譯	180 元
59. 印度佛教思想史	劉欣如編譯	200 元
60. 佛教與女姓	劉欣如編譯	180 元
61. 禪與人生	洪丕謨主編	260 元

・經 營 管 理・電腦編號 01

◎ 創新經營管理六十六大計(精)	蔡弘文編	780 元
1. 如何獲取生意情報	蘇燕謀譯	110 元
2. 經濟常識問答	蘇燕謀譯	130 元
4. 台灣商戰風雲錄	陳中雄著	120 元
5. 推銷大王秘錄	原一平著	180 元
6. 新創意・賺大錢	王家成譯	90 元
7. 工廠管理新手法	琪　輝著	120 元
10. 美國實業 24 小時	柯順隆譯	80 元
11. 撼動人心的推銷法	原一平著	150 元
12. 高竿經營法	蔡弘文編	120 元
13. 如何掌握顧客	柯順隆譯	150 元
17. 一流的管理	蔡弘文編	150 元

18. 外國人看中韓經濟	劉華亭譯	150元
20. 突破商場人際學	林振輝編著	90元
22. 如何使女人打開錢包	林振輝編著	100元
24. 小公司經營策略	王嘉誠著	160元
25. 成功的會議技巧	鐘文訓編譯	100元
26. 新時代老闆學	黃柏松編著	100元
27. 如何創造商場智囊團	林振輝編譯	150元
28. 十分鐘推銷術	林振輝編譯	180元
29. 五分鐘育才	黃柏松編譯	100元
33. 自我經濟學	廖松濤編譯	100元
34. 一流的經營	陶田生編著	120元
35. 女性職員管理術	王昭國編譯	120元
36. ＩＢＭ的人事管理	鐘文訓編譯	150元
37. 現代電腦常識	王昭國編譯	150元
38. 電腦管理的危機	鐘文訓編譯	120元
39. 如何發揮廣告效果	王昭國編譯	150元
40. 最新管理技巧	王昭國編譯	150元
41. 一流推銷術	廖松濤編譯	150元
42. 包裝與促銷技巧	王昭國編譯	130元
43. 企業王國指揮塔	松下幸之助著	120元
44. 企業精銳兵團	松下幸之助著	120元
45. 企業人事管理	松下幸之助著	100元
46. 華僑經商致富術	廖松濤編譯	130元
47. 豐田式銷售技巧	廖松濤編譯	180元
48. 如何掌握銷售技巧	王昭國編著	130元
50. 洞燭機先的經營	鐘文訓編譯	150元
52. 新世紀的服務業	鐘文訓編譯	100元
53. 成功的領導者	廖松濤編譯	120元
54. 女推銷員成功術	李玉瓊編譯	130元
55. ＩＢＭ人才培育術	鐘文訓編譯	100元
56. 企業人自我突破法	黃琪輝編著	150元
58. 財富開發術	蔡弘文編著	130元
59. 成功的店舖設計	鐘文訓編著	150元
61. 企管回春法	蔡弘文編著	130元
62. 小企業經營指南	鐘文訓編譯	100元
63. 商場致勝名言	鐘文訓編譯	150元
64. 迎接商業新時代	廖松濤編譯	100元
66. 新手股票投資入門	何朝乾編著	200元
67. 上揚股與下跌股	何朝乾編譯	180元
68. 股票速成學	何朝乾編譯	200元
69. 理財與股票投資策略	黃俊豪編著	180元
70. 黃金投資策略	黃俊豪編著	180元
71. 厚黑管理學	廖松濤編譯	180元
72. 股市致勝格言	呂梅莎編譯	180元

73. 透視西武集團	林谷燁編譯	150 元
76. 巡迴行銷術	陳蒼杰譯	150 元
77. 推銷的魔術	王嘉誠譯	120 元
78. 60 秒指導部屬	周蓮芬編譯	150 元
79. 精銳女推銷員特訓	李玉瓊編譯	130 元
80. 企劃、提案、報告圖表的技巧	鄭汶譯	180 元
81. 海外不動產投資	許達守編譯	150 元
82. 八百伴的世界策略	李玉瓊譯	150 元
83. 服務業品質管理	吳宜芬譯	180 元
84. 零庫存銷售	黃東謙編譯	150 元
85. 三分鐘推銷管理	劉名揚編譯	150 元
86. 推銷大王奮鬥史	原一平著	150 元
87. 豐田汽車的生產管理	林谷燁編譯	150 元

·成 功 寶 庫·電腦編號 02

1. 上班族交際術	江森滋著	100 元
2. 拍馬屁訣竅	廖玉山編譯	110 元
4. 聽話的藝術	歐陽輝編譯	110 元
9. 求職轉業成功術	陳義編著	110 元
10. 上班族禮儀	廖玉山編著	120 元
11. 接近心理學	李玉瓊編著	100 元
12. 創造自信的新人生	廖松濤編著	120 元
15. 神奇瞬間瞑想法	廖松濤編譯	100 元
16. 人生成功之鑰	楊意苓編著	150 元
19. 給企業人的諍言	鐘文訓編著	120 元
20. 企業家自律訓練法	陳義編譯	100 元
21. 上班族妖怪學	廖松濤編著	100 元
22. 猶太人縱橫世界的奇蹟	孟佑政編著	110 元
25. 你是上班族中強者	嚴思圖編著	100 元
30. 成功頓悟 100 則	蕭京凌編譯	130 元
32. 知性幽默	李玉瓊編譯	130 元
33. 熟記對方絕招	黃靜香編譯	100 元
37. 察言觀色的技巧	劉華亭編著	180 元
38. 一流領導力	施義彥編譯	120 元
40. 30 秒鐘推銷術	廖松濤編譯	150 元
41. 猶太成功商法	周蓮芬編譯	120 元
42. 尖端時代行銷策略	陳蒼杰編著	100 元
43. 顧客管理學	廖松濤編著	100 元
44. 如何使對方說 Yes	程羲編著	150 元
47. 上班族口才學	楊鴻儒譯	120 元
48. 上班族新鮮人須知	程羲編著	120 元
49. 如何左右逢源	程羲編著	130 元
50. 語言的心理戰	多湖輝著	130 元

55.	性惡企業管理學	陳蒼杰譯	130 元
56.	自我啟發 200 招	楊鴻儒編著	150 元
57.	做個傑出女職員	劉名揚編著	130 元
58.	靈活的集團營運術	楊鴻儒編著	120 元
60.	個案研究活用法	楊鴻儒編著	130 元
61.	企業教育訓練遊戲	楊鴻儒編著	120 元
62.	管理者的智慧	程義編譯	130 元
63.	做個佼佼管理者	馬筱莉編譯	130 元
67.	活用禪學於企業	柯素娥編譯	130 元
69.	幽默詭辯術	廖玉山編譯	150 元
70.	拿破崙智慧箴言	柯素娥編譯	130 元
71.	自我培育・超越	蕭京凌編譯	150 元
74.	時間即一切	沈永嘉編譯	130 元
75.	自我脫胎換骨	柯素娥譯	150 元
76.	贏在起跑點　人才培育鐵則	楊鴻儒編譯	150 元
77.	做一枚活棋	李玉瓊編譯	130 元
78.	面試成功戰略	柯素娥編譯	130 元
81.	瞬間攻破心防法	廖玉山編譯	120 元
82.	改變一生的名言	李玉瓊編譯	130 元
83.	性格性向創前程	楊鴻儒編譯	130 元
84.	訪問行銷新竅門	廖玉山編譯	150 元
85.	無所不達的推銷話術	李玉瓊編譯	150 元

・處　世　智　慧・電腦編號 03

1.	如何改變你自己	陸明編譯	120 元
6.	靈感成功術	譚繼山編譯	80 元
8.	扭轉一生的五分鐘	黃柏松編譯	100 元
10.	現代人的詭計	林振輝譯	100 元
13.	口才必勝術	黃柏松編譯	120 元
14.	女性的智慧	譚繼山編譯	90 元
16.	人生的體驗	陸明編譯	80 元
18.	幽默吹牛術	金子登著	90 元
19.	攻心說服術	多湖輝著	100 元
24.	慧心良言	亦奇著	80 元
25.	名家慧語	蔡逸鴻主編	90 元
28.	如何發揮你的潛能	陸明編譯	90 元
29.	女人身態語言學	李常傳譯	130 元
30.	摸透女人心	張文志譯	90 元
32.	給女人的悄悄話	妮倩編譯	90 元
34.	如何開拓快樂人生	陸明編譯	90 元
36.	成功的捷徑	鐘文訓譯	70 元
37.	幽默逗笑術	林振輝著	120 元
38.	活用血型讀書法	陳炳崑譯	80 元

39. 心　燈	葉于模著	100元
40. 當心受騙	林顯茂譯	90元
41. 心・體・命運	蘇燕謀譯	70元
43. 宮本武藏五輪書金言錄	宮本武藏著	100元
47. 成熟的愛	林振輝譯	120元
48. 現代女性駕馭術	蔡德華著	90元
49. 禁忌遊戲	酒井潔著	90元
52. 摸透男人心	劉華亭編譯	80元
53. 如何達成願望	謝世輝著	90元
54. 創造奇蹟的「想念法」	謝世輝著	90元
55. 創造成功奇蹟	謝世輝著	90元
57. 幻想與成功	廖松濤譯	80元
58. 反派角色的啟示	廖松濤編譯	70元
59. 現代女性須知	劉華亭編著	75元
62. 如何突破內向	姜倩怡編譯	110元
64. 讀心術入門	王家成編譯	100元
65. 如何解除內心壓力	林美羽編著	110元
66. 取信於人的技巧	多湖輝著	110元
68. 自我能力的開拓	卓一凡編著	110元
70. 縱橫交涉術	嚴思圖編著	90元
71. 如何培養妳的魅力	劉文珊編著	90元
75. 個性膽怯者的成功術	廖松濤編譯	100元
76. 人性的光輝	文可式編著	90元
79. 培養靈敏頭腦秘訣	廖玉山編著	90元
80. 夜晚心理術	鄭秀美編譯	80元
81. 如何做個成熟的女性	李玉瓊編著	80元
82. 現代女性成功術	劉文珊編著	90元
83. 成功說話技巧	梁惠珠編譯	100元
84. 人生的真諦	鐘文訓編譯	100元
85. 妳是人見人愛的女孩	廖松濤編著	120元
87. 指尖・頭腦體操	蕭京凌編譯	90元
88. 電話應對禮儀	蕭京凌編著	120元
89. 自我表現的威力	廖松濤編譯	100元
90. 名人名語啟示錄	喬家楓編著	100元
91. 男與女的哲思	程鐘梅編譯	110元
92. 靈思慧語	牧風著	110元
93. 心靈夜語	牧風著	100元
94. 激盪腦力訓練	廖松濤編譯	100元
95. 三分鐘頭腦活性法	廖玉山編譯	110元
96. 星期一的智慧	廖玉山編譯	100元
97. 溝通說服術	賴文琇編譯	100元

・健康與美容・電腦編號04

3. 媚酒傳(中國王朝秘酒)	陸明主編	120元
5. 中國回春健康術	蔡一藩著	100元
6. 奇蹟的斷食療法	蘇燕謀譯	130元
8. 健美食物法	陳炳崑譯	120元
9. 驚異的漢方療法	唐龍編著	90元
10. 不老強精食	唐龍編著	100元
12. 五分鐘跳繩健身法	蘇明達譯	100元
13. 睡眠健康法	王家成譯	80元
14. 你就是名醫	張芳明譯	90元
19. 釋迦長壽健康法	譚繼山譯	90元
20. 腳部按摩健康法	譚繼山譯	120元
21. 自律健康法	蘇明達譯	90元
23. 身心保健座右銘	張仁福著	160元
24. 腦中風家庭看護與運動治療	林振輝譯	100元
25. 秘傳醫學人相術	成玉主編	120元
26. 導引術入門(1)治療慢性病	成玉主編	110元
27. 導引術入門(2)健康・美容	成玉主編	110元
28. 導引術入門(3)身心健康法	成玉主編	110元
29. 妙用靈藥・蘆薈	李常傳譯	150元
30. 萬病回春百科	吳通華著	150元
31. 初次懷孕的10個月	成玉編譯	130元
32. 中國秘傳氣功治百病	陳炳崑編譯	130元
35. 仙人長生不老學	陸明編譯	100元
36. 釋迦秘傳米粒刺激法	鐘文訓譯	120元
37. 痔・治療與預防	陸明編譯	130元
38. 自我防身絕技	陳炳崑編譯	120元
39. 運動不足時疲勞消除法	廖松濤譯	110元
40. 三溫暖健康法	鐘文訓編譯	90元
43. 維他命與健康	鐘文訓譯	150元
45. 森林浴一綠的健康法	劉華亭編譯	80元
47. 導引術入門(4)酒浴健康法	成玉主編	90元
48. 導引術入門(5)不老回春法	成玉主編	90元
49. 山白竹(劍竹)健康法	鐘文訓譯	90元
50. 解救你的心臟	鐘文訓編譯	100元
52. 超人氣功法	陸明編譯	110元
54. 借力的奇蹟(1)	力拔山著	100元
55. 借力的奇蹟(2)	力拔山著	100元
56. 五分鐘小睡健康法	呂添發撰	120元
59. 艾草健康法	張汝明編譯	90元
60. 一分鐘健康診斷	蕭京凌編譯	90元
61. 念術入門	黃靜香編譯	90元

62. 念術健康法	黃靜香編譯	90元
63. 健身回春法	梁惠珠編譯	100元
64. 姿勢養生法	黃秀娟編譯	90元
65. 仙人瞑想法	鐘文訓譯	120元
66. 人蔘的神效	林慶旺譯	100元
67. 奇穴治百病	吳通華著	120元
68. 中國傳統健康法	靳海東著	100元
71. 酵素健康法	楊皓編譯	120元
73. 腰痛預防與治療	五味雅吉著	130元
74. 如何預防心臟病・腦中風	譚定長等著	100元
75. 少女的生理秘密	蕭京凌譯	120元
76. 頭部按摩與針灸	楊鴻儒譯	100元
77. 雙極療術入門	林聖道著	100元
78. 氣功自療法	梁景蓮著	120元
79. 大蒜健康法	李玉瓊編譯	120元
81. 健胸美容秘訣	黃靜香譯	120元
82. 鍺奇蹟療效	林宏儒譯	120元
83. 三分鐘健身運動	廖玉山譯	120元
84. 尿療法的奇蹟	廖玉山譯	120元
85. 神奇的聚積療法	廖玉山譯	120元
86. 預防運動傷害伸展體操	楊鴻儒編譯	120元
88. 五日就能改變你	柯素娥譯	110元
89. 三分鐘氣功健康法	陳美華譯	120元
91. 道家氣功術	早島正雄著	130元
92. 氣功減肥術	早島正雄著	120元
93. 超能力氣功法	柯素娥譯	130元
94. 氣的瞑想法	早島正雄著	120元

・家　庭／生　活・電腦編號 05

1. 單身女郎生活經驗談	廖玉山編著	100元
2. 血型・人際關係	黃靜編著	120元
3. 血型・妻子	黃靜編著	110元
4. 血型・丈夫	廖玉山編譯	130元
5. 血型・升學考試	沈永嘉編譯	120元
6. 血型・臉型・愛情	鐘文訓編譯	120元
7. 現代社交須知	廖松濤編譯	100元
8. 簡易家庭按摩	鐘文訓編譯	150元
9. 圖解家庭看護	廖玉山編譯	120元
10. 生男育女隨心所欲	岡正基編著	160元
11. 家庭急救治療法	鐘文訓編著	100元
12. 新孕婦體操	林曉鐘譯	120元
13. 從食物改變個性	廖玉山編譯	100元
14. 藥草的自然療法	東城百合子著	200元

15. 糙米菜食與健康料理	東城百合子著	180 元
16. 現代人的婚姻危機	黃靜編著	90 元
17. 親子遊戲　0 歲	林慶旺編譯	100 元
18. 親子遊戲　1～2 歲	林慶旺編譯	110 元
19. 親子遊戲　3 歲	林慶旺編譯	100 元
20. 女性醫學新知	林曉鐘編譯	180 元
21. 媽媽與嬰兒	張汝明編譯	180 元
22. 生活智慧百科	黃靜編譯	100 元
23. 手相・健康・你	林曉鐘編譯	120 元
24. 菜食與健康	張汝明編譯	110 元
25. 家庭素食料理	陳東達著	140 元
26. 性能力活用秘法	米開・尼里著	150 元
27. 兩性之間	林慶旺編譯	120 元
28. 性感經穴健康法	蕭京凌編譯	150 元
29. 幼兒推拿健康法	蕭京凌編譯	100 元
30. 談中國料理	丁秀山編著	100 元
31. 舌技入門	增田豐著	160 元
32. 預防癌症的飲食法	黃靜香編譯	150 元
33. 性與健康寶典	黃靜香編譯	180 元
34. 正確避孕法	蕭京凌編譯	180 元
35. 吃的更漂亮美容食譜	楊萬里著	120 元
36. 圖解交際舞速成	鐘文訓編譯	150 元
37. 觀相導引術	沈永嘉譯	130 元
38. 初為人母 12 個月	陳義譯	180 元
39. 圖解麻將入門	顧安行編譯	180 元
40. 麻將必勝秘訣	石利夫編譯	180 元
41. 女性一生與漢方	蕭京凌編譯	100 元
42. 家電的使用與修護	鐘文訓編譯	160 元
43. 錯誤的家庭醫療法	鐘文訓編譯	100 元
44. 簡易防身術	陳慧珍編譯	150 元
45. 茶健康法	鐘文訓編譯	130 元
46. 雞尾酒大全	劉雪卿譯	180 元
47. 生活的藝術	沈永嘉編著	120 元
48. 雜草雜果健康法	沈永嘉編著	120 元
49. 如何選擇理想妻子	荒谷慈著	110 元
50. 如何選擇理想丈夫	荒谷慈著	110 元
51. 中國食與性的智慧	根本光人著	150 元
52. 開運法話	陳宏男譯	100 元
53. 禪語經典＜上＞	平田精耕著	150 元
54. 禪語經典＜下＞	平田精耕著	150 元
55. 手掌按摩健康法	鐘文訓譯	180 元
56. 腳底按摩健康法	鐘文訓譯	180 元
57. 仙道運氣健身法	李玉瓊譯	150 元
58. 健心、健體呼吸法	蕭京凌譯	120 元

59. 自彊術入門	蕭京凌譯	120 元
60. 指技入門	增田豐著	160 元
61. 下半身鍛鍊法	增田豐著	180 元
62. 表象式學舞法	黃靜香編譯	180 元
63. 圖解家庭瑜伽	鐘文訓譯	130 元
64. 食物治療寶典	黃靜香編譯	130 元
65. 智障兒保育入門	楊鴻儒譯	130 元
66. 自閉兒童指導入門	楊鴻儒譯	180 元
67. 乳癌發現與治療	黃靜香譯	130 元
68. 盆栽培養與欣賞	廖啟新編譯	180 元
69. 世界手語入門	蕭京凌編譯	180 元
70. 賽馬必勝法	李錦雀編譯	200 元
71. 中藥健康粥	蕭京凌編譯	120 元
72. 健康食品指南	劉文珊編譯	130 元
73. 健康長壽飲食法	鐘文訓編譯	150 元
74. 夜生活規則	增田豐著	160 元
75. 自製家庭食品	鐘文訓編譯	200 元
76. 仙道帝王招財術	廖玉山譯	130 元
77. 「氣」的蓄財術	劉名揚譯	130 元
78. 佛教健康法入門	劉名揚譯	130 元
79. 男女健康醫學	郭汝蘭譯	150 元
80. 成功的果樹培育法	張煌編譯	130 元
81. 實用家庭菜園	孔翔儀編譯	130 元
82. 氣與中國飲食法	柯素娥編譯	130 元
83. 世界生活趣譚	林其英著	160 元
84. 胎教二八〇天	鄭淑美譯	220 元
85. 酒自己動手釀	柯素娥編著	160 元
86. 自己動「手」健康法	劉雪卿譯	160 元
87. 香味活用法	森田洋子著	160 元
88. 寰宇趣聞搜奇	林其英著	200 元
89. 手指回旋健康法	栗田昌裕著	200 元
90. 家庭巧妙收藏	蘇秀玉譯	200 元
91. 餐桌禮儀入門	風間璋子著	200 元
92. 住宅設計要訣	吉田春美著	200 元

・命理與預言・電腦編號 06

1. 12 星座算命術	訪星珠著	200 元
2. 中國式面相學入門	蕭京凌編著	180 元
3. 圖解命運學	陸明編著	200 元
4. 中國秘傳面相術	陳炳崑編著	180 元
5. 13 星座占星術	馬克・矢崎著	200 元
6. 命名彙典	水雲居士編著	180 元
7. 簡明紫微斗術命運學	唐龍編著	220 元

8. 住宅風水吉凶判斷法	琪輝編譯	180 元
9. 鬼谷算命秘術	鬼谷子著	200 元
10. 密教開運咒法	中岡俊哉著	250 元
11. 女性星魂術	岩滿羅門著	200 元
12. 簡明四柱推命學	李常傳編譯	150 元
13. 手相鑑定奧秘	高山東明著	200 元
14. 簡易精確手相	高山東明著	200 元
15. 13 星座戀愛占卜	彤雲編譯組	200 元
16. 女巫的咒法	柯素娥譯	230 元
17. 六星命運占卜學	馬文莉編著	230 元
18. 樸克牌占卜入門	王家成譯	100 元
19. A血型與十二生肖	鄒雲英編譯	90 元
20. B血型與十二生肖	鄒雲英編譯	90 元
21. O血型與十二生肖	鄒雲英編譯	100 元
22. AB血型與十二生肖	鄒雲英編譯	90 元
23. 筆跡占卜學	周子敬著	220 元
24. 神秘消失的人類	林達中譯	80 元
25. 世界之謎與怪談	陳炳崑譯	80 元
26. 符咒術入門	柳玉山人編	150 元
27. 神奇的白符咒	柳玉山人編	160 元
28. 神奇的紫等咒	柳玉山人編	200 元
29. 秘咒魔法開運術	吳慧鈴編譯	180 元
30. 諾米空秘咒法	馬克・矢崎編著	220 元
31. 改變命運的手相術	鐘文訓著	120 元
32. 黃帝手相占術	鮑黎明著	230 元
33. 惡魔的咒法	杜美芳譯	230 元
34. 腳相開運術	王瑞禎譯	130 元
35. 面相開運術	許麗玲譯	150 元
36. 房屋風水與運勢	邱震睿編譯	200 元
37. 商店風水與運勢	邱震睿編譯	200 元
38. 諸葛流天文遁甲	巫立華譯	150 元
39. 聖帝五龍占術	廖玉山譯	180 元
40. 萬能神算	張助馨編著	120 元
41. 神祕的前世占卜	劉名揚譯	150 元
42. 諸葛流奇門遁甲	巫立華譯	150 元
43. 諸葛流四柱推命	巫立華譯	180 元
44. 室內擺設創好運	小林祥晃著	200 元
45. 室內裝潢開運法	小林祥晃著	230 元
46. 新・大開運吉方位	小林祥晃著	200 元
47. 風水的奧義	小林祥晃著	200 元
48. 開運風水收藏術	小林祥晃著	200 元
49. 商場開運風水術	小林祥晃著	200 元
50. 骰子開運易占	立野清隆著	250 元
51. 四柱推命愛情運	李芳黛譯	220 元

52. 風水開運飲食法	小林祥晃著	200 元
53. 最新簡易手相	小林八重子著	220 元
54. 最新占術大全	高平鳴海著	300 元

・教養特輯・電腦編號 07

1. 管教子女絕招	多湖輝著	70 元
5. 如何教育幼兒	林振輝譯	80 元
7. 關心孩子的眼睛	陸明編	70 元
8. 如何生育優秀下一代	邱夢蕾編著	100 元
10. 現代育兒指南	劉華亭編譯	90 元
12. 如何培養自立的下一代	黃靜香編譯	80 元
14. 教養孩子的母親暗示法	多湖輝編譯	80 元
15. 奇蹟教養法	鐘文訓編譯	90 元
16. 慈父嚴母的時代	多湖輝著	90 元
17. 如何發現問題兒童的才智	林慶旺譯	100 元
18. 再見！夜尿症	黃靜香編譯	90 元
19. 育兒新智慧	黃靜編譯	90 元
20. 長子培育術	劉華亭編譯	80 元
21. 親子運動遊戲	蕭京凌編譯	90 元
22. 一分鐘刺激會話法	鐘文訓編著	90 元
23. 啟發孩子讀書的興趣	李玉瓊編著	100 元
24. 如何使孩子更聰明	黃靜編著	100 元
25. 3・4歲育兒寶典	黃靜香編譯	100 元
26. 一對一教育法	林振輝編譯	100 元
27. 母親的七大過失	鐘文訓編譯	100 元
28. 幼兒才能開發測驗	蕭京凌編譯	100 元
29. 教養孩子的智慧之眼	黃靜香編譯	100 元
30. 如何創造天才兒童	林振輝編譯	90 元
31. 如何使孩子數學滿點	林明嬋編著	100 元

・消遣特輯・電腦編號 08

1. 小動物飼養秘訣	徐道政譯	120 元
2. 狗的飼養與訓練	張文志譯	130 元
4. 鴿的飼養與訓練	林振輝譯	120 元
5. 金魚飼養法	鐘文訓編譯	130 元
6. 熱帶魚飼養法	鐘文訓編譯	180 元
8. 妙事多多	金家驊編譯	80 元
9. 有趣的性知識	蘇燕謀編譯	100 元
11. 100 種小鳥養育法	譚繼山編譯	200 元
12. 樸克牌遊戲與贏牌秘訣	林振輝編譯	120 元
13. 遊戲與餘興節目	廖松濤編著	100 元

國家圖書館出版品預行編目資料

實用花草健康法/友田純子著；陳蒼杰譯
——初版，——臺北市，大展，民87
面；21公分，——（家庭醫學保健；44）
譯自：ハーブ健康法
ISBN 957-557-862-7（平裝）
1.健康法 2.植物性生藥
411.1 87011062

HABU KENKOU－HOU supervised by Junko Tomoda
Illustrations by Mamiko Tomoda

First published in Japan in 1995 by Seibuno－Shinkosha Publishing Co., Ltd.
Chinese translation rights arranged with Seibundo－Shinkosha
through Japan Foreign－Rights Centre/Hongzu Enterprise Co., Ltd.
版權仲介/宏儒企業有限公司

實用花草健康法

ISBN 957-557-862-7
原 著 者/ 友田純子
編 譯 者/ 陳　蒼　杰
發 行 人/ 蔡　森　明
出 版 者/ 大展出版社有限公司
社　　址/ 台北市北投區（石牌）致遠一路2段12巷1號
電　　話/（02）28236031・28236033
傳　　真/（02）28272069
郵政劃撥/ 0166955-1
登 記 證/ 局版臺業字第2171號
承 印 者/ 國順圖書印刷公司
裝　　訂/ 嶸興裝訂有限公司
排 版 者/ 弘益電腦排版有限公司
電　　話/（02）27403609・27112792
初版1刷/ 1998年（民87年） 9月

定　價/ 200元

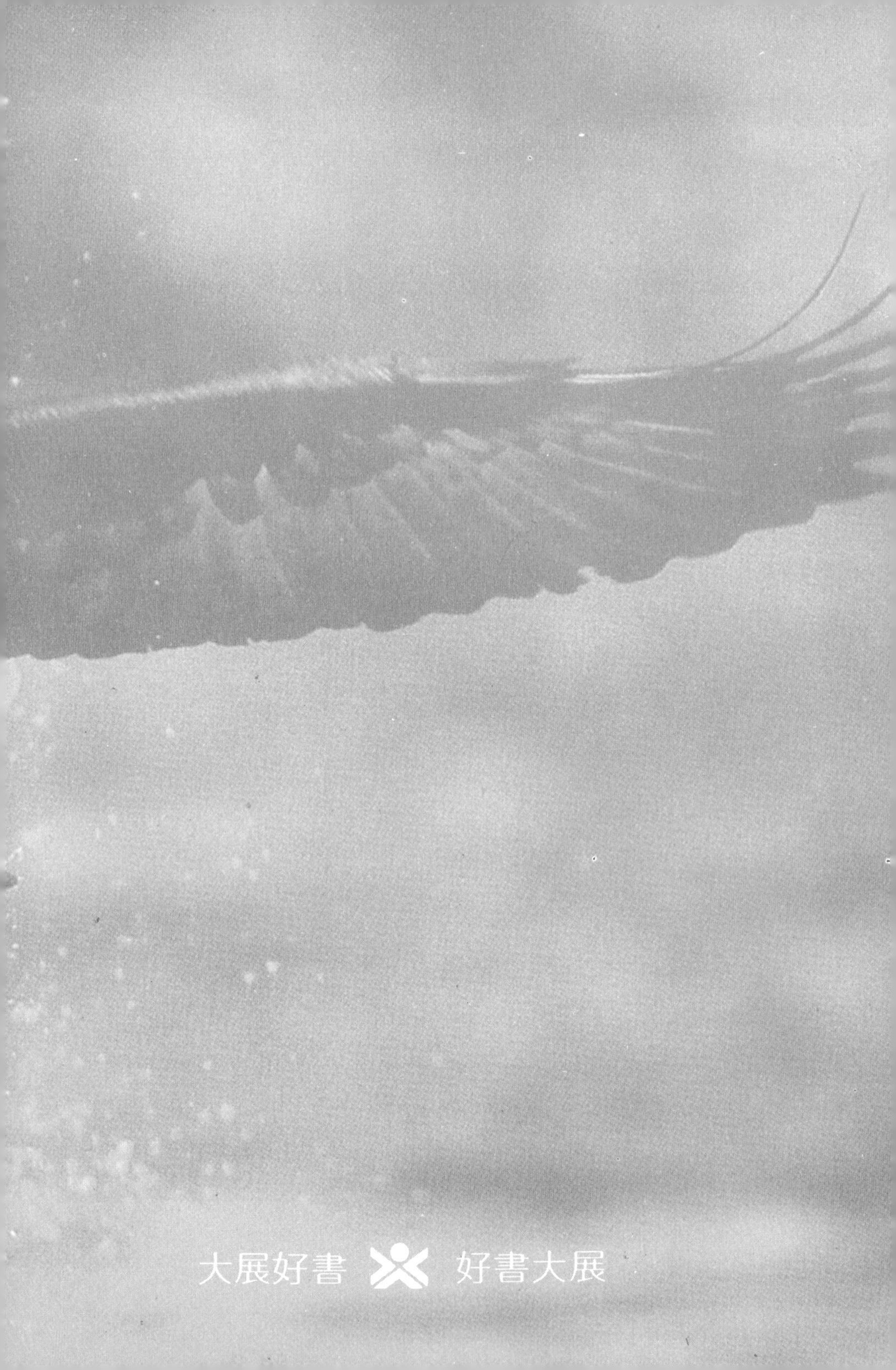
大展好書 好書大展

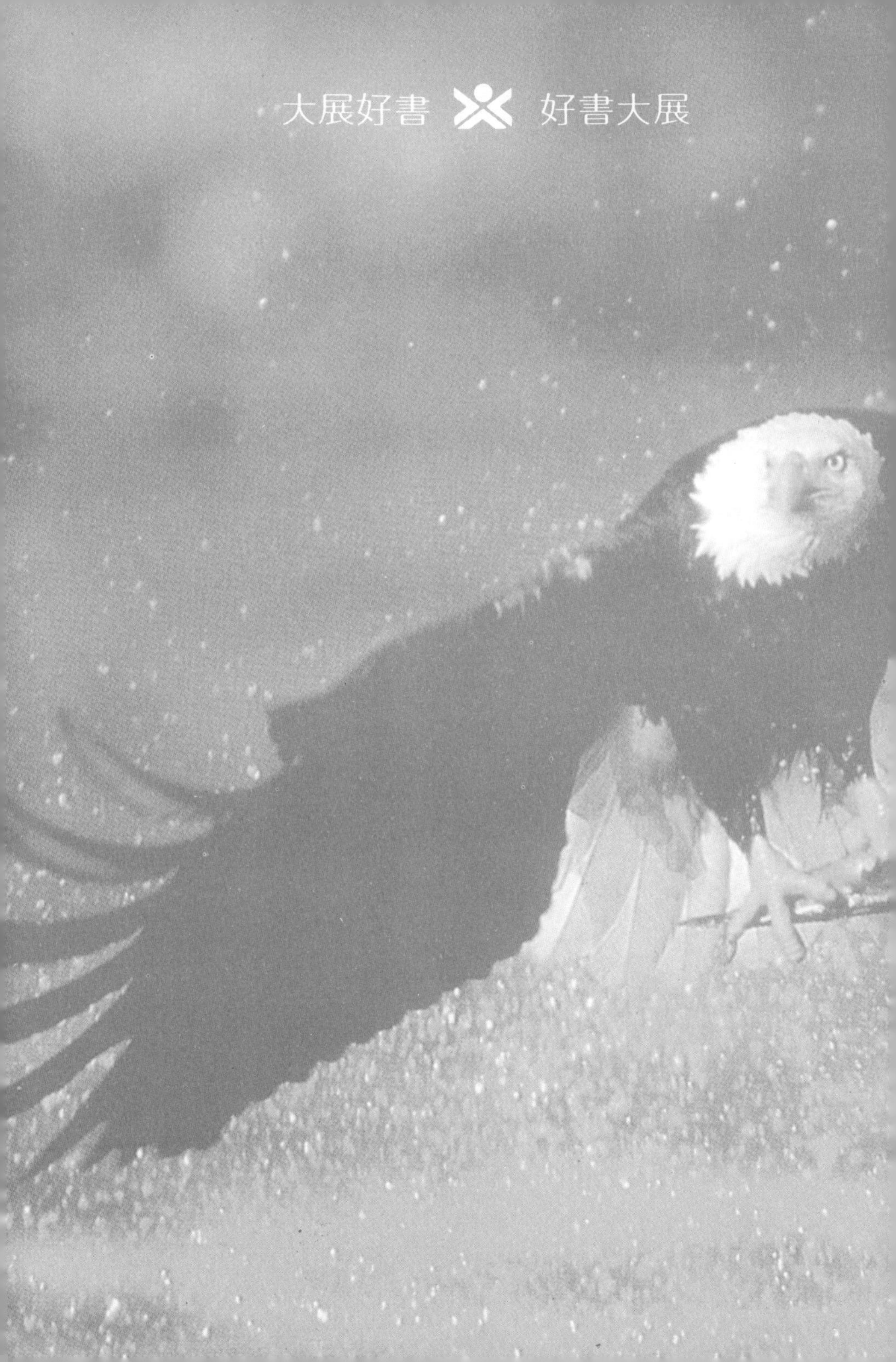
大展好書 好書大展